JN045267

イラスト
栄養教育・栄養指導論

第6版

城田 知子・寺澤 洋子・林　辰美・大和 孝子

松本 明夫・大石 明子・内田 和宏・宮﨑 貴美子

吉田 弘子・森口 里利子　著

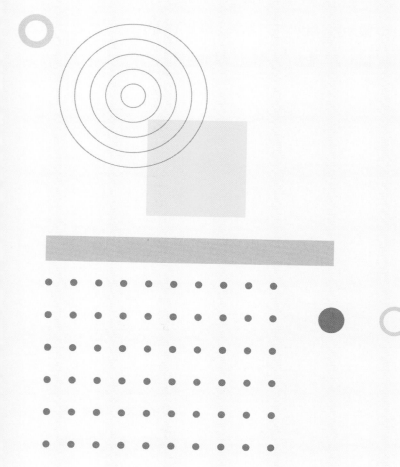

東京教学社

著者紹介

城田 知子（しろた ともこ）　　中村学園大学　名誉教授・医学博士

寺澤 洋子（てらざわ ようこ）　　元中村学園大学短期大学部　教授・博士（学術）

林 辰美（はやし たつみ）　　元九州栄養福祉大学　教授

大和 孝子（やまと たかこ）　　中村学園大学　教授・博士（学術）

松本 明夫（まつもと あきお）　　九州栄養福祉大学　教授・修士（教育学）

大石 明子（おおいし あきこ）　　元福岡女子短期大学　教授・修士（栄養科学）

内田 和宏（うちだ かずひろ）　　中村学園大学　准教授・医学博士

宮﨑 貴美子（みやざき きみこ）　　香蘭女子短期大学　教授・博士（学術）

吉田 弘子（よしだ ひろこ）　　中村学園大学短期大学部　教授・博士（農学）

森口 里利子（もりぐち りりこ）　　中村学園大学　准教授・博士（栄養科学）

イラスト：梅本　昇

表紙デザイン：Othello

はしがき

　2000（平12）年4月，「栄養士法の一部を改正する法律」（法律第38号）が公布され，管理栄養士の業務が明示されました．その内容は，従来の「複雑困難な栄養の指導等」から，「傷病者に対する療養のため必要な栄養の指導」，「個人の身体状況，栄養状態等に応じた高度な専門的知識及び技術を要する健康の保持増進のための栄養の指導」，「特定多数人に対して継続的に食事を提供する施設における利用者の身体の状況，栄養状態，利用の状況等に応じた特別の配慮を必要とする給食管理およびこれらの施設に対する栄養改善上必要な指導」と具体的になりました．

　この栄養士法改正の趣旨を踏まえて，「管理栄養士・栄養士養成施設カリキュラム」が検討され，2002（平14）年4月からは新しいカリキュラムでの教育が始まりました．

　その中で「栄養教育論」は，管理栄養士としての専門性を高めるために必要な専門分野の中の教科として位置づけられています．「栄養教育論」の教育目標は，健康・栄養状態，食行動，食環境などの評価・判定に基づき，栄養教育プログラムの作成・実施・評価を総合的にマネジメントする能力を養うこととし，そのために必要とされる健康・栄養教育に関する理論と方法を修得し，行動科学やカウンセリングの理論と応用についても理解することとなっています．

　そこで，今回の改訂にあたっては，従来の「栄養指導論」は，栄養士養成課程の教科として管理栄養士養成においても共通する項として捉えて構成しました．

　Ⅰ部の「栄養教育論」は，第1章栄養教育の概念，第2章栄養教育の方法論，第3章栄養教育各論として構成し，特に，行動変容のための基礎理論やその応用や，施設，職場，地域の中での応用などに力点をおきました．

　Ⅱ部の「栄養指導論」は，前述のように従来の中身に若干の加筆修正を加えることにしました．

　健康増進法の施行において，管理栄養士・栄養士の役割がさらに明確になりました．生活習慣病の一次予防を目標に掲げている「健康日本21」の法整備と捉えるとして，生活習慣の改善につないでいくための行動科学として「栄養教育論」は重要な教科であります．

　「イラスト栄養教育・栄養指導論」をまとめるにあたり，筆者らは，日常の研究や教育を通して，本構成について十分に議論いたしました．また，今回も，わかりやすいと好評を得ているイラストをたくさん用いることにしました．

　本書が，養成校のみならず，就業管理栄養士・栄養士の方々のお役にたてれば幸いです．そして，多くのご意見・ご指導を賜りますようにお願い申し上げます．

　今回の改訂にあたり，種々引用させていただいた文献・資料などの著者に対して謝意を表するとともに，多大なご尽力をいただいた東京教学社鳥飼好男社長をはじめ編集部の方々に厚く御礼を申し上げます．

2004年3月　　　　　　　　　　　　　　　　　　　　　　　　　　　　　著者一同

第6版
改版にあたって

　本書の上梓から20年を経て，この度5度目の改版を行うことになりました。

　2002（平14）年に管理栄養士の養成カリキュラムの全面改正が実施され、その後、社会の変化、とりわけ人口の少子高齢・人口減少の急速な進展の中で、国民のニーズは多様化、複雑化、高度化しています。現在、管理栄養士の活躍の場は、保健、医療、介護、福祉、教育など多様な分野に広がっており、高度な専門知識、技能をもった人材の育成が求められています。その専門職としての一定の資質を担保する上で「管理栄養士国家試験」は重要な役割を担っています。その管理栄養士国家試験の出題基準については、2010（平22）年に「管理栄養士国家試験出題基準（ガイドライン）改定検討会」において取りまとめられるようになりました。当改定委員会は、その後、関連の法規則などの改正に速やかに対応するためにおおむね4年ごとに改定が行われています。

　前回の改定から4年が経過する中で、令和4年9月に改定検討会が設置されました。改定にあたっての基本的な考え方として、「65歳以上の人口が全人口の約35％となる2040年に向けて個々人の生活の視点を踏まえたきめ細やかな対応とともに、個人及び地域における栄養課題が多様化、複雑化しており、多職種連携による対応が効果的、効率的であるとしてその重要性は一層高まっている」と示されています。

　管理栄養士は栄養の専門職としてエビデンスや様々なデータを基に論理的思考により最も適切な栄養管理がそれぞれに提案できることが求められています。

　今回の改版は、これらのことを踏まえて、従来の1章から5章までの編成を、第1章 栄養教育・栄養指導の概念（なぜ栄養教育を行うのか）、第2章 栄養教育の方法論「なぜそのような行動をとるのか」に基づく栄養教育、第3章 栄養教育マネジメント、第4章 多様な場（セッティング）におけるライフステージ別の栄養教育・栄養指導の展開としました。

　本書が、管理栄養士、栄養士養成校だけでなく、現場で活躍されている多くの方々に利用していただきたいと願っております。今回の改訂にあたり引用させていただきました文献・資料などの著者に深甚の感謝の意を表します。さらに、改訂作業に多大なご尽力をいただきました東京教学社 鳥飼正樹社長をはじめ編集部の皆様方に厚く御礼申し上げます。

　2024年4月　　　　　　　　　　　　　　　　　　　　　　　　　　著者一同

CONTENTS

CONTENTS

第3章　栄養教育マネジメント

第4章　多様な場（セッティング）におけるライフステージ別の栄養教育・栄養指導の展開

CONTENTS

栄養教育・栄養指導の概念
―なぜ栄養教育を行うのか―

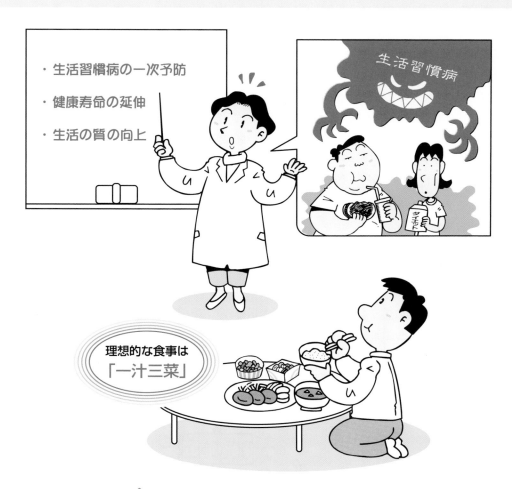

この章で学ぶこと

　管理栄養士・栄養士は，生活習慣病の一次予防から「健康寿命の延伸」および「健康格差の縮小」を目指した「健康日本 21（第三次）」の推進にどのように関わっていくべきでしょうか．現在，個人や集団，地域における栄養・食生活上の問題を，その対象となる人々が自主的・主体的に" 好ましい状態"に変えることができるように支援することが求められています．

　第 1 章では，その基本となる「栄養教育」・「栄養指導」について，食生活の変遷や食環境を踏まえながらその重要性について考えていきます．

　日々の食生活は，肥満・糖尿病や脂質異常症など，いわゆる生活習慣病の発症に大きな影響を与えることから，今後さらに管理栄養士・栄養士による適切な指導と食の改善が望まれます．

　では，さっそく始めることにしましょう．

1 栄養教育・栄養指導とは

　栄養教育は健康教育の一環であり，食生活を通して行われる．一方，栄養指導は健康指導の一部分として実施される．2000（平 12）年の栄養士法改正による管理栄養士・栄養士養成のカリキュラム改正に伴い，管理栄養士・栄養士の業務である栄養指導は，教育の場において食の指導の必要性も重視されるようになり，「栄養教育」の用語が広く用いられるようになった．

　教育とは，「教え育てる」，「育む」ことであり，栄養教育とは，「人々が健康の保持・増進，疾病の予防に向けて自主的に適正な食生活へと是正し，食を介した生活の質（QOL：Quality of Life）の向上を目指し，安全な食品の確保と適正な選択を通じて食を営む力を養うことを支援すること」である．そのためには長期の時間を要する．

　一方で指導とは，「手引きして導く」，「方向を示して導く」ことであり，栄養指導とは，「栄養に関する知識や技術の伝達または指図すること」として，短期的な意味も含まれている．また，教育活動の一部分が指導であるという解釈も成り立つ．

　しかしながら，栄養教育の実践の場では教育と指導の区別が困難である．現実の問題として，管理栄養士・栄養士は，場所や状況に応じ，そのつど指導を行いながら，一人ひとりが自主的に食生活を適正に営む力を育て，自分らしい人生を全うすることを支援していかなければならない．目的の達成を目指して，教育と指導の双方の連携とフィードバックが必要である．いずれにしても栄養教育，栄養指導は管理栄養士・栄養士業務の中枢であることに変わりはない．

　なお，本章では両方の用語を区別して用いた場合もあるが，内容によっては同義語として扱っている．

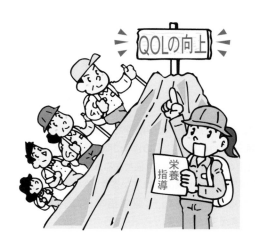

2 栄養教育・栄養指導の目的と必要性

1 栄養教育の目的

　栄養教育の目的は，前述のとおり「人々が健康的で，より適切な食生活を営み，自己管理する力を養う（育てる）ことができるよう支援すること」である．

　健康教育について，WHO 専門委員会（1969（昭 44）年）では次のように定めている．「健康教育とは，健康に関する知識，態度，行動など個人や集団，地域社会などのもつすべての経験を活用するとともに，これらの知識，態度，行動などを変容させる努力や過程を重視する保健活動のすべての段階において，専門家によってなされる教育的・支援的な活動を包含するものである．」

　健康づくりの主軸となるものは食生活であり，食生活の基本は「食」である．栄養教育は，最終的には個人のみならず，地域社会，国民全体の健康と福祉の増進に寄与するものでなければならない．

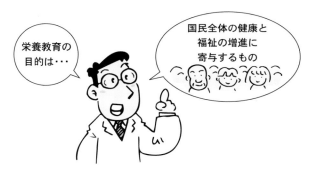

2 栄養教育を行うためには

　栄養教育を行うためには，多くの学問や専門的知識および実践に伴う技術が必要とされる．またそれらは，単独ではなく，交錯・重複し合い，関連諸科学や実践技術の相互の連携により，改善効果をあげる場合が多い（**図 1-1**）.

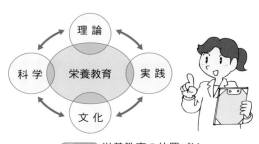

図1-1 栄養教育の位置づけ

　管理栄養士・栄養士の専門教科である「栄養教育論」は，栄養学の理論と実践を統合し，科学と文化を包括する「総合的人間科学」ということもできる．

　一方，栄養指導は，管理栄養士・栄養士の業務を表す場合と，教科目を示す場合とがある．業務では，栄養士法第 1 条において「栄養士の名称を用いて栄養の指導に従事すること」とされており（**巻末資料 1.1**），教科目名は「栄養指導論」である．

3 栄養指導の目的

栄養指導の目的は，栄養学を中心とする諸科学に基づき，人間の生命維持や健全な成長発育，健康の保持・増進および疾病の予防や回復などに対応する食生活が，個人や集団において習慣化するように導くことである．そのためには，対象者が自ら行動するための方向づけや，実践に向けての支援が必要となってくる．

4 栄養教育・栄養指導はなぜ必要か

栄養教育・栄養指導の必要性について，「食」の特徴と背景から考えていく．なお，ここでいう「食」とは，食物（料理），食行動，食生活に至るまでの「食」に関わる全てを包括した表現である．

(1)「食」の特徴

❶ 「食」の営みと環境の仕組み　人間は，生命を維持し日常の生活活動を行うために必要な物質，いわゆる栄養素を食物の形で体内に摂取している．

食物（料理）の素材である食品（食材）の収穫は，自然環境の影響を受けやすい．そして人間は社会の中で生存しているため，私達の生命活動は食事を手段に，自然環境と社会的環境，さらに文化的環境との関わり合いの中で，途切れることなく継続している．これらは食生活に関連する学問領域の広さを表しており，栄養教育・栄養指導の複雑さ，困難さにもつながる（**図1-2**）．

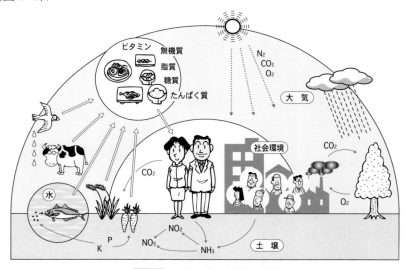

図1-2 人間の生命活動と環境

❷ 「食」の継続性　日常生活の基本ともいえる衣食住の中で，「食」は衣・住に比べ，生命存続のために最も必要であり，継続して行わなければならない．人間は日々の食事を生涯にわたり続けることで，生きるためのエネルギーを得ている．

❸ 「食」の結果と反応　医薬品と異なり，基本的に「食」の結果は反応が遅く，また緩慢^{かんまん}に表れる．しかし，「食」の集大成によって健康な体がつくられ，疾病を予防する原動力を得ていることから，「食」の遅効性は栄養指導上重要な意義をもつ．

❹ 「食」と人の情操，輪（和），食文化の形成　他の動物がもたない人間の能力には，火を使って調理し，共食をすることがあげられる．これらの進化と発展に伴い，色，香り，味などの異なる食品を組み合わせ，加工し，食べる行為を通して感性が磨かれ，情操が育まれていく．これらは性格形成の要因となり，食文化の形成につながる．また，料理は美味しいという特色をもつことから，食卓を囲んでの共食は楽しく，人の輪（和）を作り，人間関係を円滑にする．

　食物・料理は食事として摂食され，生活の中で営み続けられていくことから，それらを総称して「食生活」と呼んでいる．そのため食事と生活は関わりが密であり，これらを切り離して考えることはできない．生活とは，狭義^{きょうぎ}に捉えれば人々の日常生活であり，広義では国や民族など地球レベルの生活習慣に拡大される．

（2）栄養教育・栄養指導の必要性

　わが国では，20世紀後半の食生活は大きく変化してきた．食糧不足により栄養状態が著しく悪い時代から，昭和30年代後半から40年代にかけての経済成長に伴う生活水準の向上により栄養状態は改善されたが，嗜好を満足させ欲求を追い求める時代へと変化した．

　一方，疾病構造の変化にも目をみはるものがあり，現在は生活習慣病（図1-3）の時代となった．生活習慣病は，加齢や不適切な生活習慣によって発症する疾病であり，例えば糖尿病，高血圧，脂質異常症をはじめ心疾患，脳血管疾患，がんなどがある．

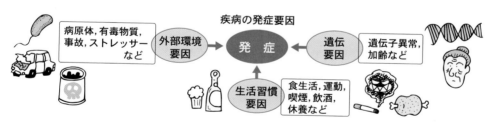

食習慣	2型糖尿病, 肥満, 脂質異常症（家族性のものを除く）, 高尿酸血症, 循環器病（先天性のものを除く）, 大腸がん（家族性のものを除く）, 歯周病など
運動習慣	2型糖尿病, 肥満, 脂質異常症（家族性のものを除く）, 高血圧症など
喫煙	肺扁平上皮がん, 循環器病（先天性のものを除く）, 慢性気管支炎, 肺気腫, 歯周病など
飲酒	アルコール性肝疾患など

・一次予防：病気にならないように，普段から健康増進に努めることで，病気の原因となるもの（リスクファクター）を予防・改善すること．
・二次予防：定期健診などで病気の芽を見つけ，早い段階で摘み取ること．
・三次予防：病気にかかってしまったら，きちんと最後まで治療を受け，機能の回復・維持を図ること．

（資料：'97生活習慣病のしおり）

図1-3　生活習慣病とは

　健康に対する関心が高まるにつれて，より良い健康を目指した健康増進が重要視されてき
た．厚生省（現厚生労働省）では，1978（昭 53）年の第 1 次国民健康づくり対策，1988（昭
63）年の第 2 次国民健康づくり対策「アクティブ 80 ヘルスプラン」の発表に続き，2000（平
12）年に第 3 次国民健康づくり対策として「健康日本 21」を策定，具体的な目標を設定し，
達成目標年度を 2012 年とした．2013（平 25）年からは，第 4 次国民健康づくり対策「健
康日本 21（第二次）」が始まった．そして 2024（令 6）年から，「全ての国民が健やかで心
豊かに生活できる持続可能な社会の実現」をビジョンとした第 5 次国民健康づくり対策で
ある「健康日本 21（第三次）」（**巻末資料5**）の取り組みが開始されている（**図 1-4**）．

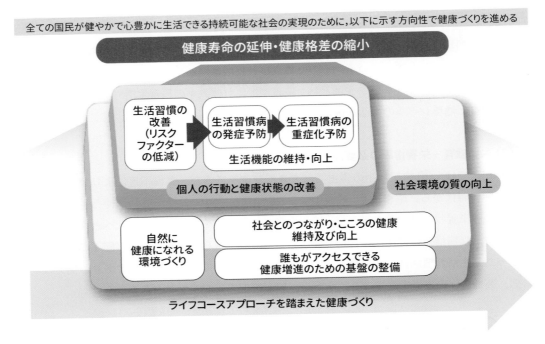

図1-4 健康日本 21（第三次）の概念図

(資料：厚生労働省 HP より作成)

　これらの健康づくりと生活習慣病予防を目標に，厚生省から 1985（昭 60）年に「健康
づくりのための食生活指針」が食生活のガイドラインとして示され，その各論ともいうべき
ものとして，1990（平 2）年には「健康づくりのための食生活指針─対象特性別─」が示
された（**巻末資料 3**）．2000（平 12）年には，厚生省，農林水産省，文部省（現文部科学省）
によって「食生活指針」（**巻末資料 4**）が策定され，さらに 2005（平 17）年に，個々人が
健康的な食生活の実現に向けて具体的な行動をとるためのツールとして，厚生労働省，農林
水産省から「食事バランスガイド」が発表された．
　その後，2013（平 25）年 12 月には，「和食：日本人の伝統的な食生活」がユネスコ無
形文化遺産に登録されるなど，食生活に関する幅広い分野での施策に進展がみられるなどの

動きを踏まえ，2016（平28）年6月に食生活指針の一部改定が行われた（**巻末資料4**）．

　しかしながら，このように国レベルでの健康作り施策が進められてきたが，設定した目標に対して改善されていない項目が示されるなど，諸々の課題をかかえているのが現状である．健康づくり，生活習慣病予防の主軸には「食生活」があることから，管理栄養士・栄養士による栄養指導の必要性は，非常に大きいといえる．

　一方，現在の日本人の食事は，個々には問題があるものの世界的視野に立てば，ほぼ栄養素のバランスが取れており，その評価は高い．今後は社会構造の変化に対応しつつ，わが国の食文化を見直し，科学的合理性に裏づけされた日本独自の食生活の確立のためにも，管理栄養士・栄養士に対する期待が高まると考える．

　次に現代における栄養教育・栄養指導の必要性について要約した内容を示す（**表1-1**）．

表1-1 栄養教育・栄養指導の必要性

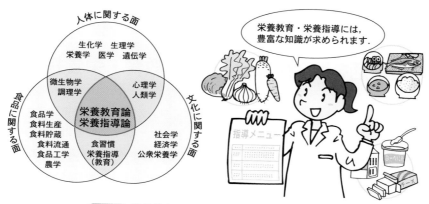

1. 生活構造の変化と女性の社会進出
　→ 有職主婦の増加と家事時間の減少
2. 経済成長と生活水準の向上
　→ エンゲル係数の低下
3. 外食産業・食品産業の発達
　→ 加工食品利用の増大と家庭における手作り料理の減少
4. 食行動に対する誤った認識
　→ ストレスと摂食障害
5. 生活習慣病予防対策
　→ 一次予防から二次・三次予防まで
6. 高齢社会の到来
　→ QOLの重視
7. 食文化の伝承
　→ 日本型食生活の復興と継承
8. 生活の豊かさと個性の尊重
　→ 人生を充実させるための選択の自由と拡大化

5 栄養教育・栄養指導は全教科の集大成

　栄養教育・栄養指導の位置づけおよび他の教科との関連は，**図1-5**のように表される．

栄養教育・栄養指導には，豊富な知識が求められます．

人体に関する面

生化学　生理学
栄養学　医学　遺伝学

微生物学
調理学

心理学
人類学

食品学
食料生産
食料貯蔵
食料流通
食品工学
農学

栄養教育論
栄養指導論

食習慣
栄養指導
（教育）

社会学
経済学
公衆栄養学

食品食糧に関する面

文化に関する面

図1-5 栄養教育・栄養指導論と他教科書との関連

（吉川春寿，「栄養学」，1973より改変）

6 栄養教育・栄養指導のマネジメントサイクル ―Plan→Do→Check→Act―

栄養教育・栄養指導は，マネジメントサイクルを基本として展開する．

このマネジメントサイクルは，1950 年代に品質管理の父といわれるエドワード・デミングが開発した PDCA サイクルによって行われる．PDCA サイクルは，栄養アセスメントにより対象者の実態を把握し，問題点や課題の抽出後，計画（plan）→実施（do）→評価（check）→改善（act）の順に実施する．PDCA サイクルの最後の act では，check の評価結果からフィードバックし，最初の plan をそのまま継続するか，あるいは破棄，または修正を加えて浮上した問題点を解決しながら，最終目標に到達するまで繰り返し実施される．この PDCA サイクルをうまく改善する方向へらせん状に進めていくことは，対象者に対してより適切な栄養教育・栄養指導を実施することに繋がる．PDCA サイクルの模式図を**図 1-6**に示す．

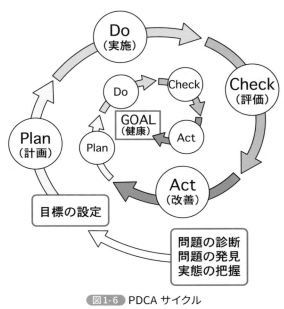

図1-6 PDCA サイクル

3 食生活を取り巻く環境と栄養教育・栄養指導

栄養教育・栄養指導を行う場合，対象者の食生活について実態を把握することは重要な意義をもつ．しかしながら，人々の食生活の実態は，食事についての問題のみならず，食を取り巻く環境（自然環境から社会的環境まで）が大きく影響する．わが国における食環境は，食料の安定確保や安全性の問題，環境汚染の問題など検討すべき課題は多い．

1 わが国の食料事情─食料自給率─

食料自給率とは，日本国民が消費する食品について，国内で生産する食品でどれだけ賄えるかを指数（率）として表したものである．2022（令4）年 の日本の食料自給率は38％であった．主要先進国の供給熱量自給率の推移をみると，近年の日本の食料自給率は，他の4ヶ国の1/2から1/3と最も低くなっていた（**図1-7**）．

生命の源である食料の安定確保は，わが国においてはあらゆる分野に優先して解決されるべき重要な課題である．

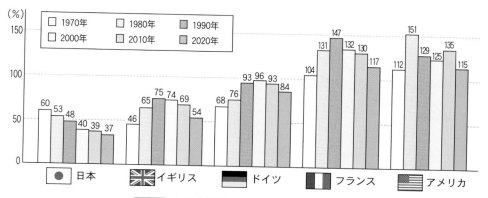

図1-7 主要先進国の供給熱量自給率の推移
（資料：農林水産省　大臣官房政策課食料安全保健室「世界の食料自給率」より作成）

2 台所のゴミ問題

日本では，食料の60％以上を海外からの輸入に依存しているのが現状である．しかしながら，料理の食べ残しや食物の廃棄が，安易に，日常的に行われるなど，食品ロスが生じている（**表1-2**）．今後，食品ロスの削減は，栄養教育・栄養指導の一環として早急に取り組む必要がある．

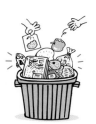

表1-2 食品ロスの経年変化（推計）

	2017年度	2018年度	2019年度	2020年度	2021年度
食品ロス（年間）	612万トン	600万トン	570万トン	522万トン	523万トン
国民1人当たりに換算	48 kg	47 kg	45 kg	41 kg	42 kg

（資料：消費者庁消費者政策課「食品ロス削減関係参考資料（2023）」より作成）

3 今抱える食生活の問題点

日本人の食生活は，長い歴史をもつ「米」を主食として，魚，大豆，野菜など国内で生産，入手できる食品を用い，醤油，味噌，出汁などにより調理，味付けをされた副食を組み合わせた伝統的な食パターンであった．しかし，明治以降，外国から入ってきた食品や調理方法による西欧化が徐々にすすみ，特に，戦後の食料不足時代を経て，経済の復興は畜肉類や乳

類の増加をもたらした. **図1-8**は, 1946 (昭21) 年以来の栄養素等摂取量の推移を国民健康・栄養調査 (**巻末資料6**) の結果から示したものである. エネルギーは, 1970年代初頭をピークに減少傾向を示している. たんぱく質に比べ, 脂質の摂取量の伸びが大きく, たんぱく質および脂質は, 動物性食品由来の摂取割合が多くなっている.

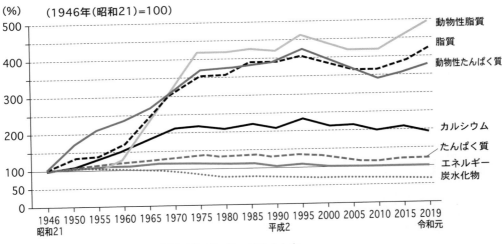

注) 動物性脂質については, 1955 (昭30) 年＝100とした.

図1-8 栄養素等摂取量の推移

(資料：第一出版「国民健康・栄養の現状」および厚生労働省「令和元年国民健康・栄養調査結果の概要」より作成)

4 女性の社会進出と食生活

高度経済成長による所得水準の上昇, 賃金の平準化などの経済的な豊かさは, 生活の質の変化と歩調を合わせて, 家族構成員に変化をもたらし, 生活行動の異質性を高め, 食生活に大きな変化を生じさせた.

家族構成数の減少や主婦の就業率の上昇などから (**図1-9**), 家族の生活行動の拡大と個別化は, 異世代間あるいは同一世代間で行われていた家事, 相互扶助の機能の低下, 家事サービスの社会化をもたらした. また, 食生活も外部依存の機会を増やし, 個食化現象を生んでいる. 個食は, 個人の嗜好を優先した食事になりやすく, 栄養的にも問題が多い. さらに, 在宅時間の短縮や食事の場の個別化は, 家族間の対話の不足をまねき, 心の交流などが満たされがたい.

(1) 世帯構造と就業状況

わが国にみられる家族形態は, 単独世帯, 夫婦のみ世帯および家庭基盤の弱い高齢者世帯の増加が目立ち, 三世代世帯が減少している (**表1-3**).

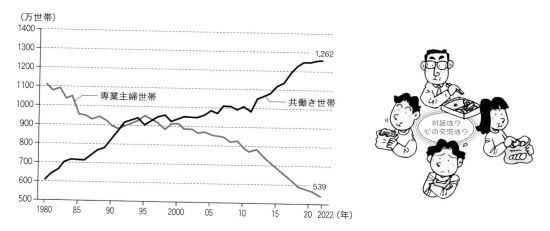

（万世帯）

図1-9 共働き世帯・専業主婦世帯の推移
（資料：総務省統計局「労働力調査特別調査」，総務省統計局「労働力調査（詳細集計）」より）

　　労働人口の中心は若年層から中高年齢層に移行しており，出生数の減少，家事育児負担の軽減による自由時間の増加や短時間雇用機会の増加，高学歴化の進展などから女子就業者数の上昇がみられるようになった．このような就業状況の変化は，主婦の手によって家庭中心に営まれてきた食生活を家族単位から個人単位へ，家庭内から家庭外へと変化させてきた．これはまた，家族間で，親から子へと引き継がれてきた食文化の伝承の場を少なくしたことでもある．「男女雇用機会均等法（1986 年施行）」の進展によってこの現象はさらに拍車がかかることであろう．

表1-3 世帯構造別，世帯類型別にみた世帯数および構成割合の年次推移

	総数	世帯構造						世帯類型			
		単独世帯	夫婦のみの世帯	夫婦と未婚の子のみの世帯	ひとり親と未婚の子のみの世帯	三世代世帯	その他の世帯	高齢者世帯	母子世帯	父子世帯	その他の世帯
推計数（千世帯）											
1986 年	37,544	6,826	5,401	15,525	1,908	5,757	2,127	2,362	600	115	34,468
1995 年	40,770	9,213	7,488	14,398	2,112	5,082	2,478	4,390	483	84	35,812
2004 年	46,323	10,817	10,161	15,125	2,774	4,512	2,934	7,874	627	90	37,732
2013 年	50,112	13,285	11,644	14,899	3,621	3,329	3,334	11,614	821	91	37,732
2022 年	54,310	17,852	13,330	14,022	3,666	2,086	3,353	16,931	565	75	36,738
構成割合（%）											
1986 年	100.0	18.2	14.4	41.4	5.1	15.3	5.7	6.3	1.6	0.3	91.8
1995 年	100.0	22.6	18.4	35.3	5.2	12.5	6.1	10.8	1.2	0.2	87.8
2004 年	100.0	23.4	21.9	32.7	6.0	9.7	6.3	17.0	1.4	0.2	81.5
2013 年	100.0	26.5	23.2	29.7	7.2	6.6	6.7	23.2	1.6	0.2	75.0
2022 年	100.0	32.9	24.5	25.8	6.8	3.8	6.2	31.2	1.0	0.1	67.6

（資料：厚生労働省「国民生活基礎調査（2022 年）」より作成）

(2) 世帯構造と高齢者

　高齢化社会であるわが国の高齢者がいる世帯についてみると，65歳以上の者のいる世帯数は年々増加している．特に，単独世帯および夫婦のみ世帯は，全体の半数を超えている（**図1-10**）．このような状況は，在宅における高齢者を支える介護力低下につながっており，元気な高齢期を過ごす方策が今後さらに重要である．

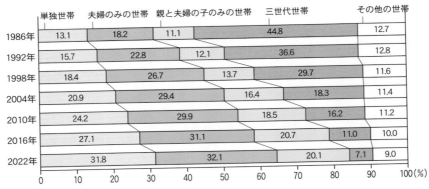

注：1）2016年の数値は，熊本県を除いたものである
　　2）「親と未婚のみの世帯」とは，「夫婦と未婚の子のみの世帯」及び「ひとり親と未婚の子のみの世帯」をいう

図1-10 65歳以上の者のいる世帯の世帯構造の年次推移
（資料：総務省「国民生活基礎調査（2022年）」より作成）

(3) 家計費にみる食生活

　経済成長下，所得，消費を中心に生活水準は著しく向上した．食料費は，1965（昭40）年に比べて1980年代前半から約4倍となり，それ以降は同程度の金額で推移している（**図1-11**）．

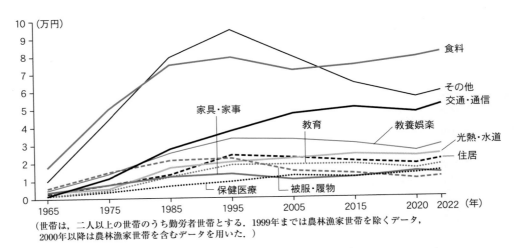

（世帯は，二人以上の世帯のうち勤労者世帯とする．1999年までは農林漁家世帯を除くデータ，2000年以降は農林漁家世帯を含むデータを用いた．）

図1-11 勤労者世帯の家計支出の推移
（資料：総務省「家計調査」より作成）

電化製品の普及に始まった家事労働の社会化が家庭内労働を著しく軽減し，家事機能の外部依存は衣食住から家庭管理全般におよんでいる．食料支出の内訳も，生鮮食品および米の割合が減少する一方，調理食品の割合が増加しており，家庭での手作りから外部への依存が増えていると考えられる（**図1-12**）．ところで，外食費については，新型コロナウイルス感染症の影響により，2020年3月以降，前年と比べて減少したことが総務省「家計調査」で報告されている．

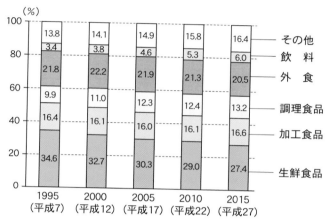

注：1）平成27(2015)年までは，家計調査，全国消費実態調査等より計算した実績値
　　2）生鮮食品は生鮮魚介，生鮮肉，卵，生鮮野菜，生鮮果物，加工食品は米，生鮮食品，調理食品，外食，飲料，酒類を除く食料すべて
　　3）数値は四捨五入しており，合計とは一致しない

図1-12 品目別食料支出割合の推移
（資料：農林水産省　大臣官房広報評価情報分析室「食料消費の動向」より作成）

（4）妻と夫の家事時間

妻の年齢が60歳未満の世帯における2008年からの調査では，妻の1日の平均家事時間は平日と休日においてそれぞれ減少傾向である（**図1-13**）．一方，夫の平均家事時間は妻に比べて短いが，増加傾向を示した．家事時間の短縮によって，調理時間の短縮や，嗜好の満足を調理済み食品，外食，中食なども求める傾向を強めていくことが予想される．

妻の従業上の地位別にみた平日における1日の家事時間では，「正規」の場合が最も短く，最も長いのが「仕事なし」であった。夫は妻に比べ，妻の何れの区分においても家事時間は短く，妻に家事を大きく依存していることが分かる。男女雇用機会均等法により女性の社会進出の増加は，家族間のコミュニケーションの不足をきたすことが予想される。したがって子どもに対する食育や家族団らんの時間を増やし，さらに家庭における夫の理解と協力が必要と考えられる（**図1-14**）。

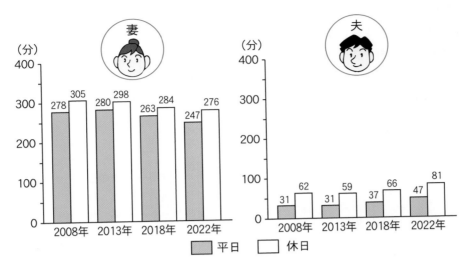

注：妻の年齢が 60 歳未満の世帯について集計

図1-13 調査年別にみた 1 日の平均家事時間
（資料：国立社会保障・人口問題研究所「2022 年社会保障・人口問題基本調査」より作成）

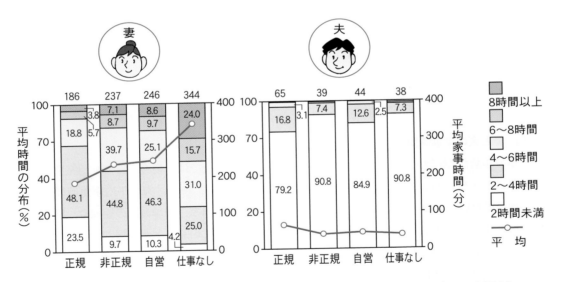

図1-14 妻の従業上の地位別にみた平日における 1 日の家事時間の分布と平均（2022 年調査）
（資料：国立社会保障・人口問題研究所「2022 年社会保障・人口問題基本調査」より作成）

5 伝統和食から副食中心の欧米型食生活へ

食品間の相互関係を，相関係数，相関行列で示したものを，豊川は食物消費構造と提唱した．一般的に，食品は単独で食べることはあまりなく，他の食品と組み合わせて摂取する．この時，米やみそ汁など一緒に食べることが多い食品を補完関係，逆にパンとみそ汁など一緒に食べることがあまりない食品を競合関係と呼ぶ．これら食品の補完・競合の関係は食習慣（食べ方のクセ）を示すものであり，国や地域あるいは時代によって多少異なるものである．また，個人やそれぞれの家庭にもその食べ方のクセがあり，それと疾病との関連を追求するものが栄養疫学研究である．

国民栄養・栄養調査（1950（昭25）年から2017（平29）年）における食品摂取量から，因子分析によって求めた食物消費パターンの変遷を**図1-15**示す．わが国の食物消費構造は，前述したように生活水準の上昇とともに，主食，すなわちエネルギー中心の必需型から，主菜・副菜など多種類の食品を使用した副食多食型の食事に移ってきた．つまり食品の種類も米を中心に野菜，魚を組み合わせる伝統型食生活から，牛乳や肉，果物などを取り入れた近代型食生活へと変化してきた．特に近年は，米への依存度が低下してきており，米がパンなど他の穀類に置き換わった近代型の食生活パターンが進んでいる．

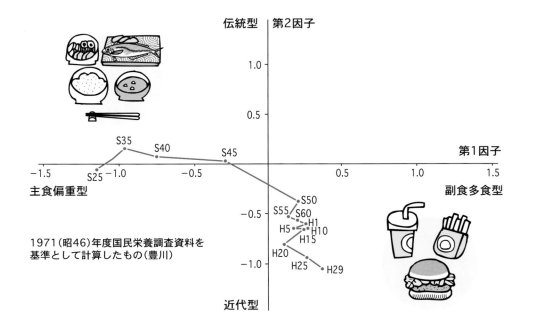

図1-15 食物消費パターンの変遷（1950（昭24）年～2017（平29）年）

4 食生活の変遷

　わが国における近代の始まりを明治維新とすると，欧米の近代の始まりは産業革命の起こった18世紀後半であり，その間には約100年の隔たりがある．この間隔の短縮を目標に，わが国はすべての分野で近代化至上主義をとってきた．食生活もまた，欧米の食生活に近づくことを理想としてすすんできた．それは，米飯すなわち穀粒食と野菜，水産物中心の食品構成の中に，穀粉食（パン）や畜産物（畜肉，牛乳）を組み入れることであった．しかし長年，畜産物を摂取する習慣のなかった人々にとっては，嗜好的にも心理的にも抵抗が強く，また当時の国民の経済水準では導入しがたい状況があり，食の近代化は緩慢にすすんできた．

　第二次世界大戦後，食糧難から栄養失調は国民全体におよんでいたが，従来の価値観の崩壊とともに，不足食料をはじめ生活物資の補給を米国に依存したことで，欧米の生活に対する志向が高まり，食生活も今までに接したこともない食材料への順応が急速にすすんできた．

　巻末資料13に，終戦（1945（昭20）年）以降の食生活の変遷を示す．1960（昭35）年ごろから経済が復興し始めるとともに，冷蔵庫や炊飯器の普及，インスタント食品などの食の外部化を支える食品加工技術の進歩によって，世界各国の食材料と調味法を組み合わせたものが相次いで市場に登場し，家庭に浸透してきて，食生活の社会化という大きな変化が起こってきた．その背景には，下記の理由などが考えられる．

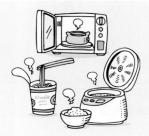

❶ 高度経済成長による個人所得の増加
❷ 高度経済成長を支える労働力への女性の参加
❸ 食の生産，加工，貯蔵，包装，流通，調理などの技術進歩による簡便かつ衛生的な食事の供給
❹ 家庭電化製品の普及
❺ 流通やサービスなどの整備
❻ 経済的豊かさによる生活に対する価値観の変化

　生活水準の向上に伴い，現在の食生活は嗜好を追求するグルメ，ファッション性の高い食事などが求められている．その一方で，空腹感の充足，簡便性重視の食行動に加え，最近では，健康志向の粗食や素食への回帰もみられ，ますます複雑な様相をみせてきた．

　生産者は売れるために知恵を絞りながら，国民に喜ばれる加工品を作り続けているが，将来，開発途上国の人口増加や，天災などによって食糧が入手できなくなったとき，私たちはどのように対処すべきだろうか．今後の重要な課題である．

5 管理栄養士および栄養士と栄養指導

1 管理栄養士および栄養士の役割

　人間自身の作り出した食物が，多種多様で大量に氾濫している現代だからこそ，それぞれに正しい選択力が要求される．そして，人間に不利益を与えるような食物の排除や，不適正な組み合わせによる食べ方の是正のための指導こそ管理栄養士・栄養士に求められることである．現在は，栄養や食物，そして健康についての知識や情報が無制限に氾濫する時代であり，その真価を確認する姿勢と能力が必要である．これら食についての正しい選択力に基礎を与えるのは，人間の「食生活」についての正しい認識である．つまり，食物選択や食行動に関わる地域社会の諸条件が背景として介入してくるような奥行きの深い広い視野をもち，かつ歴史的な背景を含めて「人間の食生活」を認識することである．

　このような期待の中で，専門性を発揮する管理栄養士・栄養士の役割は大きい．栄養教育・栄養指導を進める者には，人間らしい生活の向上をねらい，人間を対象とする働きかけとして，図 1-16 のような能力が求められる．

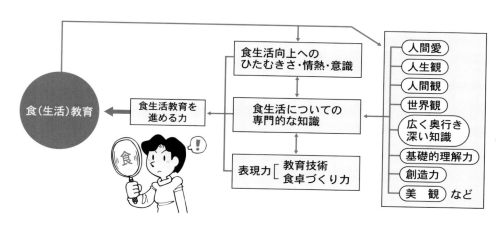

図1-16 食生活教育を進める者に求められる能力
（資料：足立巳幸編著，「食生活論」，医歯薬出版，1987 より作成）

2 管理栄養士および栄養士活動の歴史と関係法規

　管理栄養士・栄養士の歴史と栄養改善のための施策は，年表で巻末資料 14 に示した．
　2000（平 12）年 4 月，「栄養士法の一部を改正する法律（法律第 38 号）」の施行に伴い，管理栄養士の業務が明確化され，管理栄養士の資格が登録制から免許制となった．図 1-17 に管理栄養士国家試験の受験資格について示した．

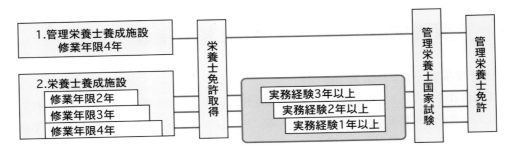

*）受験資格取得年数は，2013年度（平25年度）入学生から，4年制栄養士養成施設は卒業後2年、
3年制は卒業後3年、2年制は卒業後4年となった.

図1-17 管理栄養士国家試験の受験資格

3 管理栄養士および栄養士の活動分野

栄養士・管理栄養士の活動分野は業務職域別に**表1-4**のように分類される.

表1-4 管理栄養士・栄養士の活動分野

1. 地域保健における活動
   ① 保健所，市町村保護センター
   「健康日本21」の地方計画の策定，健康・栄養調査，給食施設指導，健康まつり開催，健康情報の収集および提供，地区組織など人材育成，栄養相談・指導（母子・成人・介護予防）など
   ② 地域活動（地域住民などを対象に栄養改善指導を行う）
   保健所・市町村栄養業務嘱託，栄養クリニック・料理教室・ダイエットレストランなどの経営者または勤務者，自営コンサルタント，スポーツ選手の栄養管理など
2. 医療機関における活動（病院など）
   入院・外来・在宅患者の栄養管理，栄養食事指導，病院食のフードサービスマネジメント，治療食の指導・調理，栄養アセスメント，プランニング，モニタリング，チーム医療への参画，調査研究，医師・他医療職種との連携など
3. 福祉施設における活動（老人施設，障害者・障害児施設，保育所など）
   利用者の栄養ケア・マネジメント，栄養教育・食教育，給食管理，食事形態の開発・普及，摂食障害児・者などへの摂食訓練指導，調査・研究，地域活動など
4. 学校における活動（小・中学校，教育委員会など）
   学校給食管理，栄養管理，給食指導，食に関する指導（栄養教諭）衛生管理，調査・統計，家庭・地域との連携など
5. 特定給食施設における活動（事業所，寮，自衛隊など防衛施設，刑務所など矯正施設など）
   給食業務，健康管理，生活習慣病予防の食事指導，人事・経営などのマネジメント，食品開発，調査研究など
6. 研究・教育養成における活動（管理栄養士・栄養士・調理師養成施設，試験研究機関など）
   学生への教育，研究発表，研究活動（基礎・臨床・公衆栄養，栄養教育，栄養改善の評価，健康増進，食品開発など），各種調査活動など
7. その他の活動
   ・スポーツクラブやクアハウスの利用者，スポーツ選手などへのコンサルタント活動や食事相談
   ・食品メーカー，製薬会社，問屋などのプロパー
   ・料理スタイリスト，執筆活動
   ・青年海外協力隊でのボランティア活動

4 栄養教育・栄養指導の法的根拠

栄養関係法規は，栄養士法，健康増進法，地域保健法など（**表1-5**，**表1-6**）に示すように，保健・給食・食品に関する数多くの法規がある．

表1-5 栄養関係法規

1．栄養関係	栄養士法，健康増進法，調理師法
2．健康・老人保健関係	健康保険法，地域保健法，母子保健法，高齢者の医療の確保に関する法律，介護保険法
3．給食関係	特定給食施設…健康増進法 病院…医療法 学校給食…学校給食法，学校給食実施基準 社会福祉施設給食…社会福祉法 児童福祉施設…社会福祉法 老人福祉施設…老人福祉法 介護老人保健施設，介護老人福祉施設…介護保険法 障害者施設…身体障害者福祉法，知的障害者福祉法 事業所給食…労働基準法，事業附属寄宿舎規定，労働安全衛生規則，船員法
4．食品関係	食品衛生法，食品安全基本法，JAS法，食品表示法
5．養成施設	学校教育法，栄養士法，調理師法
6．その他	食育基本法

表1-6 栄養関係法規の内容

栄養士法 （巻末資料1.1）	栄養士及び管理栄養士の身分，養成，免許などを規定した法律である．主な内容は栄養士・管理栄養士の定義・免許制度，管理栄養士国家試験，主治医の指導，名称の使用制限などである．
健康増進法 （巻末資料1.2）	国民の健康維持と疾病予防を目的として制定された法律である．国民の責務として，健康な生活習慣の重要性への関心と理解を深め，生涯にわたり，自らの健康状態を自覚するとともに，健康の増進に努めなければならないとしている．
地域保健法 （巻末資料1.3）	地域住民の健康の保持及び増進を目的とし，平成6年度に従来の保健所法から改正された．この基本方針は，地域保健対策のあり方や方向性を示すもので，地域保健に従事する都道府県，保健所，市町村などの関係職員にとってバイブル的であるとされている．
高齢者医療確保法	国民の老後の健康の保持と適切な医療の確保を図るため疾病の予防，治療，機能訓練など保険事業を総合的に実施するために制定されている．平成20年に，従来の目的や趣旨を踏襲しつつ，それを発展させるものとして改正された．医療保険者に40〜74歳の被保険者，被扶養者を対象とした特定健康診査，特定保健指導の実施義務が定められている．
母子保健法	母性と乳幼児の健康増進を目的として，市町村が行う保健指導，健康診査，医療などについて定めた法律である．妊娠の届出と母子手帳の交付などが設けられている．
学校給食法	児童生徒の心身の健全な発達と国民の食生活の改善に寄与する目的で学校給食の実施に関し，必要な事項を定めた法律である．給食の実施回数のほか，給食の内容，施設設備などの実施基準が定められている．
食育基本法 （巻末資料1.4）	国民が生涯にわたって健全な心身を培い，豊かな人間性を育むため，食育は生きる上での基本であって，知育，徳育及び体育の基礎となるべきものである．様々な経験を通じて「食」に関する知識と「食」を選択する力を習得し，健全な食生活を実践することができる人間を育てることと位置づけている．食育に関する施策を総合的かつ計画的に推進し，現在及び将来にわたる健康で文化的な国民の生活と豊かで活力ある社会の実現に寄与することを目的としている．

5 食育基本法成立の背景

「食育基本法」が2005（平17）年6月に制定され，同年の7月15日に施行された（**巻末資料1.4**）．このことにより，省庁を超えて内閣府に食育推進会議が設置されたことをはじめ，全国的・組織的な食育の推進が展開されることになった．さらに，「食育基本法」は2015（平27）年に改正されて，食育推進業務（会議を含む）は内閣府から農林水産省に変更になり，食育について基本理念を明らかにして，その方向性を示し，国，地方公共団体および国民の食育の推進に関する取り組みを総合的かつ計画的に推進している．かねてから，栄養指導，栄養教育，食教育などの用語をキーワードとして国民の栄養改善活動にかかわってきた管理栄養士・栄養士をはじめとして「食」や栄養にかかわってきた者にとっては大変喜ばしいことである．

最近の国民の食生活は，一見改善されたかのように見受けられるが，栄養摂取のアンバランス，肥満傾向児・やせ傾向児の出現，若い女性のやせ，成人男性の肥満，高齢者の低栄養，生活習慣病やメタボリックシンドロームの増加などライフスライルの多様化などによって大きく変化している．また，食事のリズムの乱れ，朝食抜き，個食，孤食，外食や中食の増加など食事のとり方に起因する問題も生じている．今やわが国の「食」をめぐる現状は危機的であるといっても過言ではない．国は，「食育基本法」を策定する段階で「食に関する問題点」として次の6項目にまとめている．

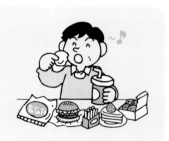

❶ 不規則，不健全な食生活による人間活力の減退と混乱
❷ 食を大切にする心の欠如
❸ 平均寿命と健康寿命の乖離
❹ 食品の安全性に対する信頼の低下
❺ 自然・伝統的食文化の喪失
❻ 生産者と消費者の乖離

食育基本法では，前文において「子どもたちが豊かな人間性をはぐくみ，生きる力を身につけていくためには，何よりも「食」が重要である」と明記し，食育を「生きる上での基本であって，知育，徳育および体育の基本となるべきもの」と位置づけている．この法律が制定された目的は，国民が生涯にわたって健全な心身を培い，豊かな人間性を育むことができるようにするため，食育を総合的，計画的に推進することにある．

また，豊かな国民生活および活力ある経済社会の実現を目指して策定された「食育基本法」が国民運動として展開されるために，2006（平18）年3月には「食育推進基本計画」も策定された．「食育推進基本計画」は食育の推進に関する施策についての基本方針や目標を定めるもので，5年ごとに立てられている．2011（平23）年4月には，「第2次食育推進基

本計画」（平成23年〜27年度）が策定され，そのコンセプトは「周知から実践へ」とされた．2016（平28）年3月には，「第3次食育推進基本計画」（平成28年〜令和2年度）が策定され，コンセプトは「実践の環を広げよう」であった．さらに2021(令3)年3月には、新たな「第4次食育推進基本計画」（令和3年〜7年度）が策定された。コンセプトは「食育によるSDGs達成への貢献」とされ、国連で謳われているSDGsの考え方（**巻末資料16**）を踏まえ、国民の健康や食を取り巻く環境の変化、社会のデジタル化などの食育をめぐる状況を鑑み、以下にあげる3つの基本的な方針（重点事項）の取り組みが求められている（**図1-18**）．今後5年間にわたり3つの重点項目を柱に取り組みと施策を推進し目標を達成していくことが望まれている．

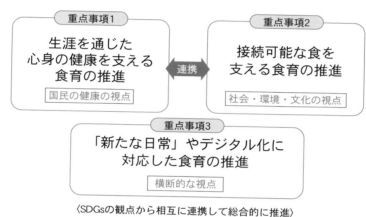

〈SDGsの観点から相互に連携して総合的に推進〉

図1-18 第4次食育推進基本計画における重点項目

（資料：農林水産省「第4次食育推進基本計画」より作成）

　また、食育推進に当たっての目標などは**巻末資料8**にあげた．

　「食」の専門家である管理栄養士・栄養士は，食育の中心的な担い手としての自覚と使命感をもってその実現に貢献していただきたいものである．

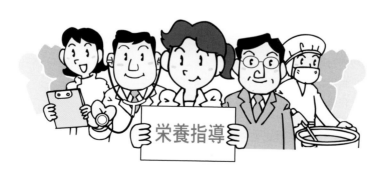

6 栄養教育の国際的動向

　世界の国々の栄養問題は，欧米諸国およびわが国を含む先進諸国と，東南アジアやアフリカなどの開発途上国とでは国内の実状が異なることもあり，食生活指針にも特徴がみられる．アメリカ合衆国の食生活指針を**巻末資料 15** に示す．

column

米国ハワイ州で実施されている Food & Fun プログラムの紹介

　米国ハワイ州では，学童期の健康・栄養教育として Food & Fun プログラムが実施されています．このプログラムは，Harvard Prevention Research Center によって開発された Food & Fun After School のカリキュラムを基に，ハワイ州保健局によって作成されました．プログラムは 10 単元あり，テーマは「砂糖に賢くなろう!」，「脂肪は避けよう!」，「全粒穀物を食べてみよう!」，「塩に賢くなろう!」，「食物繊維と友達になろう!」，「色々なものを食べてみよう!」などです．子どもたちに好まれるように，「短時間でできる・スピード感がある・楽しい」の三要素を考慮して構成されています．

　プログラムを実施している小学校を訪問したところ，そこでは約 40 人の子どもたちが参加し，「ヨーグルトと果物のパフェ」を作っていました．食材料は，ヨーグルト，バナナ，ラズベリー，シリアルで，これらを小さな紙コップに入れ，最後にハチミツをかけるという手順でパフェを完成させます．調理は 9 歳から 11 歳の高学年の子どもたちが担当し，低学年の子どもたちは配膳を行っていました．

　子どもたちからは，「このプログラムに参加してから，ファーストフード店でサラダを注文するようになった」，「朝食を毎日食べている」，「飲み物は水や牛乳にしている」という声を聞くことができました．また，保護者の意識にも変化が見られるようになり，一部の子どもたちの持参する軽食が，ポテトチップス，キャンディー，スパムむすびから，バナナ，リンゴなどの果物になったと報告されていました．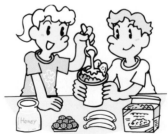

第 1 章の課題

❶栄養教育・栄養指導の意義と目的について理解しよう．
❷栄養教育・栄養指導はなぜ必要なのか理解しよう．
❸「食」の特徴について考えてみよう．
❹近代から現代までの食生活の変遷をまとめてみよう．
❺今日の食生活の問題点についてまとめてみよう．
❻わが国における食料問題について，食料自給率の面から理解しよう．
❼管理栄養士・栄養士の役割を理解しよう．
❽世界各国の食生活指針の特徴を理解しよう．

栄養教育の方法論
―「なぜそのような行動をとるのか」に基づく栄養教育―

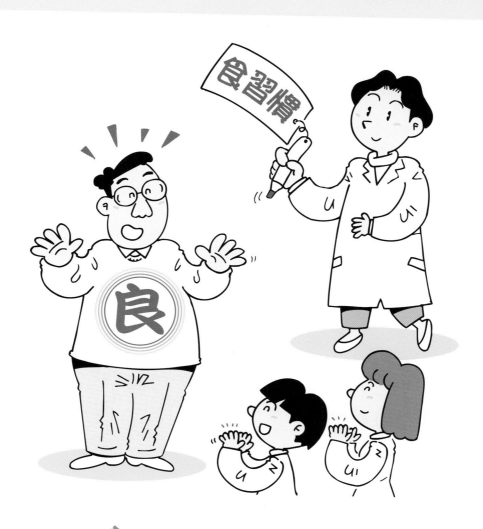

この章で学ぶこと

　「栄養教育は，人々が健康的な食生活を実践するための働きかけである」という論点から，その働きかけによって，学習者が食行動を変容させるための行動科学に基づいた方法論を展開します．つまり，どうすれば，"良い食習慣"が身につくのだろうかについて，個人を中心とした家族やコミュニティという小集団の関わり方などについて多くの例題をあげながら説明していきます．高齢化がすすみ，生活環境や生活行動が多様化している現代において，行動科学の周知は重要な課題です．

1 行動科学理論と栄養教育　―なぜ行動科学が必要か―

　栄養教育・栄養指導は，健康増進を目的として，学習者の食行動を変容させることである．すなわち個人，または集団の人々が健康的な食生活を実践するための働きかけが重要となってくる．そしてこの働きかけにより，人々の QOL（生活の質）の向上を目指していく．つまり栄養教育の最終目標は QOL の向上にある．

　行動科学（Behavioral Science）とは，人の行動を客観的に観察・分析して，総合的に理解し，その法則性を明らかにして，行動を予測，制御することを目的とした学問である．

　ここでいう行動とは，一般にいわれる食習慣の行動のみではなく，心の動きも含めた環境に対する人間の活動すべてをさしている．

　近年，行動変容に有効な行動科学に基づいた方法が，わが国の栄養教育でも注目されてきている．その例は，2000（平 12）年に厚生省（現厚生労働省）より発表された第 3 次国民健康づくり対策「健康日本 21」（**巻末資料5およびp.6 参照**）において行動レベルの目標値が栄養・食生活の目標として設定されたこと，また 2006（平 18）年に内閣府が食育推進基本計画として掲げた食育の推進の目標に関する事項としての定量的な目標，さらに 2021（令 3）年に公表された「第 4 次食育推進基本計画」の 16 の目標と 24 の数値目標（**巻末資料 8**）などがあり，いずれも行動変容の重要性が強調されている．

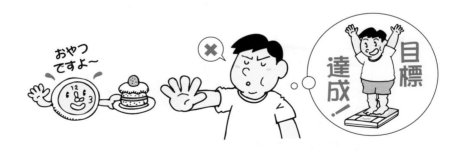

1 行動科学からみた食行動変容のメカニズム

　栄養教育における行動科学の必要性，食生活を含め生活習慣の改善，すなわち食行動の変容を促すためには，行動科学に基づいた栄養教育が有効である．

　食行動の「食べる」という行動は，生命を維持することに不可欠な本能行動である．そして食行動は日常的な行為であるために，しらずしらずのうちに生ずる場合が多い．行動の法則を明らかにすること，つまり「なぜそのような行動をとるのか」という行動の原因を理解することにより，次にどんな行動が起こるか予測でき，その行動を制御することが可能となる．したがって，行動科学は行動変容が目的となる栄養教育に必要な学問であるといえる．

図2-1に行動変容の条件を示した．栄養教育では，疾病や予防の知識をわかりやすく伝達し，学習者のセルフコントロールのスキルを高め，積極的で前向きな態度を育てていくことが指導者の力量となる．

　行動変容の第一歩として，行動を具体的に記述し，説明する行動分析が必要となる．いつ，どこで，どんな状況で行動が生じるのかを分析することによって，行動変容を導く方法が具体的に提案される．いくつか方法が提案されることによって，学習者が日常的に取り組める方法を選択させることができ，支援者の一方的なアプローチではなく，学習者に主体をおいた支援をすすめることが可能となる．

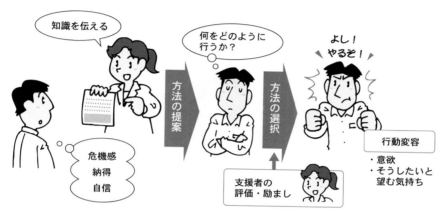

図2-1 行動変容の条件

2 栄養教育の課題に応じた理論の選択と展開

　食行動は，習慣化された行動であり，日常生活において個人と個人を取り巻く環境との相互作用から学習された行動である．また，ここでいう学習とは，経験によってもたらされる継続している行動の変化であり，一時的な行動の変化とは異なる．なお，**表2-1**に，食行動に影響をおよぼす要因について示した．

表2-1 食行動に影響を与える要因

社会的要因	個人が所持している社会の情報量，個人を取り巻く飲食店などの生活環境，入手可能な食品の種類，交通の便利さ，経済性など
文化的要因	個人が生まれ育った家庭・教育環境，地域・国などによる様々な習慣や風習，宗教など
生理的要因	空腹感，疾病の有無，歯の有無の状況，年齢など
心理的要因	ストレス，嗜好など
認知要因	個人が有する食品に対する情報 （例：脂肪や塩分の多いものは体に悪い影響を与える）

（資料：池田小夜子，斉藤トシ子，川野因著，サクセス管理栄養士講座　栄養教育論，第一出版，2011）

　そこで，行動変容の理論の応用について学ぶ前に，学習のメカニズムについてふれておく．前述したように，日常生活の中の経験によって獲得された比較的永続的な行動の変容を「学習」と呼んでいる．学習は教科学習だけでなく，日常生活における体験も含めた幅広い概念である．**図2-2** に示すように，独立変数である「経験」と従属変数である「行動の変容」を結びつけている媒介変数が「学習」という説明ができる．つまり，望ましい食行動の変容をもたらすためには，効果的な栄養教育による学習体験が必須となる．

　行動科学で用いられる学習理論の中から，学習者に適応した理論を選択し，場合によっては，組み合わせて活用することが効果的であることもある．

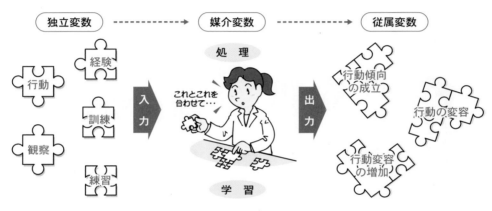

図2-2 媒介変数としての学習

3　栄養教育マネジメントにおける理論の活用

　管理栄養士・栄養士が，栄養・食の専門家として行動科学を用いて栄養教育マネジメントを行う際には，学習者の課題や状態に応じた適切な行動科学の理論とモデルを選択して，活用し，効果的に展開する能力を身につけておく必要がある．一般的に，学習者を「個人」，「個人と個人（個人間）」，「集団や社会」とに分けて対応する．

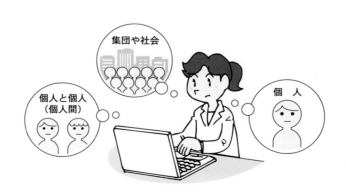

2 行動科学の理論とモデル

1 刺激―反応理論

　パブロフ（Pavlov,I.P.）の条件反射のように刺激と反応が新たに結びつく仕組みのことをレスポンデント条件づけという．レスポンデントとは「反射的」という意味であり，代表的な例としてパブロフの犬が有名である．犬に餌（無条件刺激）を食べさせると，生まれつき唾液を分泌する（無条件反応）．そこでメトロノームの音（中性刺激）を聞かせて餌を与えると，その音（条件刺激）を聞いただけで唾液を分泌するようになる（条件反応）．このようにして，ある刺激に対して特定の反応が結びつけられることをいう．古典的条件づけとも呼ばれる（図2-3）．

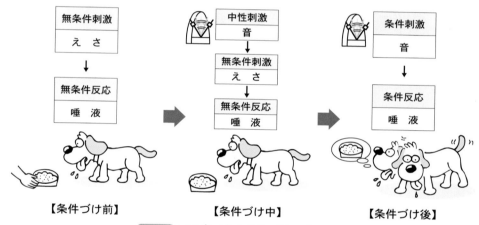

【条件づけ前】　　　【条件づけ中】　　　【条件づけ後】

図2-3 レスポンデント条件づけのプロセス

（資料：杉山尚子ほか．行動分析学入門．産業図書．2005年より改変）

　不安や恐怖感の学習は，この条件づけによって説明できる．ワトソン（Watson,J.B.）は赤ちゃんがネズミを恐がるようにする実験を行なっている．赤ちゃんは生まれつき大きな音（無条件刺激）を聞くと，びっくりして泣き出す（無条件反応）．そこで赤ちゃんがネズミ（中性刺激）に触れようとした時に大きな音を鳴らすのである．これを繰り返すと，赤ちゃんはネズミ（条件刺激）を見ただけで泣き出すようになる（条件反応）．もともと関係のなかったネズミという刺激と泣くという反応が新たに結びついたのである．

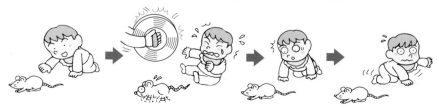

　また，味に対する好き嫌いは，生後の経験や学習によって大きく変化する．例えば，食べ物を摂取して体調不良になると，その食べ物の味が嫌いになることがある．この現象は味覚嫌悪学習，または発見者の名前をとってガルシア効果と呼ばれる．これは，食べ物の味を中性刺激，内臓不快感を無条件刺激，嫌悪感を無条件反応とする古典的条件づけの一種である．しかし1回だけの経験で嫌いになるなど古典的条件づけと異なる特徴もある．

　この原理を応用して，お酒を嫌いになる方法がある．嘔吐剤（無条件刺激）を飲むと必ず嘔吐する（無条件反応）．そこで，お酒（中性刺激）を飲むときに嘔吐剤も一緒に飲むのである．すると，お酒（条件刺激）を飲んだだけで嘔吐するようになる（条件反応）．つまりお酒という刺激と嘔吐という反応が新たに結びついたのである．これはアルコール依存症の治療法の1つとなっている．

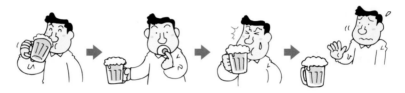

　ある自発的な反応が生じた時に，報酬や罰を与えることで，その反応が多くなったり少なくなったりする仕組みのことをオペラント条件づけという．オペラントとは「自発的」という意味であり，スキナー（Skinner,B.F.）が提唱した．これは，空腹のネズミが自発的にレバーを押す反応をした際に餌という強化刺激（強化子）を与えることで，レバー押しを学習していく過程についての研究から明らかにされた（**図2-4**）．道具的条件づけとも呼ばれる．

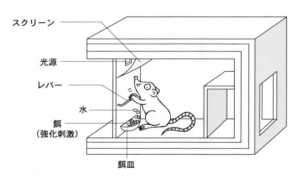

図2-4　スキナーボックス

　例えば，牛乳の飲めない子どもに，スプーンにちょっぴり入れた牛乳が飲めたら，ご褒美に大好きなバナナをあげる．スプーンの中の牛乳の量は，毎回すこしずつ増える．スプーン2杯の牛乳が飲めたらバナナをあげる．スプーンで3杯の牛乳が飲めたら…と繰り返す方法は，この条件づけを応用したものである．これは子どもの偏食を治すやり方の原型である．

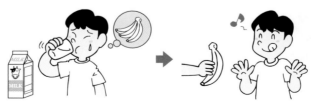

2 生態学的モデル（Ecological model）

人の行動は社会的，心理学的影響など多様なレベルでの影響を受けることを基本としたモデルである．その考え方は，例えば効果的な行動変容アプローチは，人の行動は個人内レベルでの生物学的要因や心理的要因，個人間レベルでの家族や友人，組織レベルでの学校や職場，地域レベルでの町や市，県，国レベルでの政策や環境要因など，あらゆるレベルからのアプローチが必要だと考える．

また，これらの各レベルの影響は相互に関連しており，生物学的モデルに基づく多様なレベルからの介入は，行動変容において最も効果的と考えられる．つまり，健康行動に対応した食生活を推進した場合，各レベルで何に働きかけをしたらよいかを明らかにし，個人や集団への行動変容の支援とそれらに影響をおよぼす国や地域レベルでの政策などを包括した取り組みが大切である．

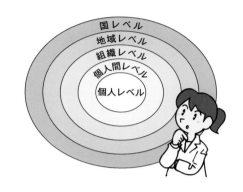

3 ヘルスビリーフモデル（保健信念モデル）

罹患性・重大性・有益性・障害についての信念（認知）が保健行動に影響を与えるという理論である（**図2-5**）．ベッカー（Becker,M.H.）らが提唱した．人が健康行動をとる条件は，❶「脅威」（罹患性・重大性）を感じること，❷ 行動により生じる「有益性」を「障害」より強く感じること，❸ 行動のきっかけがあることである．また近年，このモデルに ❹ 自己効力感（行動できる自信）が加えられている．栄養教育においては，このような条件が満たされるように学習者に働きかけることが望ましい．

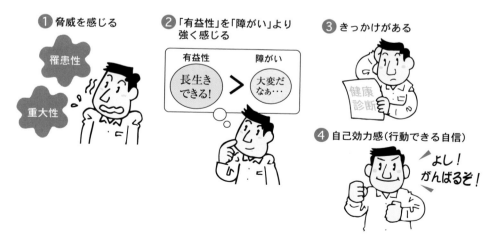

図2-5 ヘルスビリーフモデル

4 トランスセオレティカルモデル

変化のプロセス，ステージ，レベルからなるモデルである．主要な心理療法の理論をまとめたものであるため，トランスセオレティカルモデル（多理論統合モデル，汎理論的モデル）と呼ばれている．プロチャスカ（Prochaska,J.O.）らが提唱した，禁煙支援の研究から生まれたモデルである．

変化のプロセスとは，人が抱えている問題に対する，あるいはもっと広い意味での人生全般との向き合い方や，感情，思考，行動などを変化させるために行う顕在的，内在的活動のことをいう．それは，**表2-2** のようにまとめることができる．

表2-2 変化のプロセス

プロセス	説明
意識化	自分の問題の原因・結果・解決策に気づくこと．フィードバック（他者からの指摘）や教育によって，健康問題について意識を高める．
カタルシス / 劇的解放	不健康な行動のリスクに伴うネガティブな感情を体験すること．親しい人の病気や死などのライフイベントも，行動変化のきっかけとなる．
自己の再評価	不健康な行動が，どんな価値観によって生じているのか考え，それを変えるとどうなるか思いを巡らす．不健康あるいは健康な行動をとる自分についてイメージし，健康的な人と比較する．
環境の再評価	自分の行動が，環境とりわけ自分が気にかけている人に与える影響について考える．自分が他者に対して，良いモデルになっているかどうかという認知も含まれる．
自己の解放	自分が選択した行動を最後までやり続けることを固く決意する．行動できるという自信（自己効力感）をもち，行動すると他者に宣言し，約束する（目標宣言・行動契約）．
社会的解放	特に恵まれない人や抑圧されている人に対して，社会的な機会や選択肢を増やすこと．健康教育においては，健康づくりに役立つ環境を整えることをいう．
拮抗条件づけ	不健康な考え方や行動を健康なものに置き換える．行動置換あるいは逆条件づけともいう．例えば，たばこを吸う代わりにリラックスすることを学ぶなどである．
刺激コントロール	不健康な行動を引き起こすきっかけを取り除き，健康な行動のきっかけを増やすこと．例えば，仕事の後に酒を飲みにバーに立ち寄らないなど．刺激統制ともいう．
随伴性マネジメント	行動変化には罰よりも報酬を利用することが望ましい．健康な行動に対して賞賛したり，ご褒美を与えること．強化マネジメントともいう．オペラント条件づけを応用したものである．
援助関係	健康行動のために，様々な人からの支援を得ることをいう．ソーシャルサポートを利用すること．専門家と信頼関係（ラポール）を形成することも含まれる．

（資料：K. グランツ他著・曽根智史他訳「健康行動と健康教育—理論・研究・実践」，医学書院，2009 年より作成）

　変化のステージとは，変化のサイクルにおける個人の準備状態をいう．行動変化は5つの連続したステージを移行する．このことから行動変容段階モデルとも呼ばれる．ステージ間の逆戻りや繰り返しはよく起こる現象である（**図2-6**）．

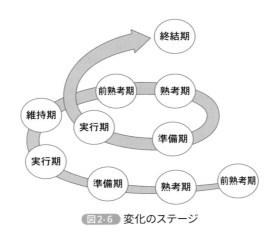

図2-6 変化のステージ

　問題の終結は問題行動に戻る誘惑を経験しなくなり，逆戻りを予防する努力をしなくてもよくなった時に起こる．

　変化のプロセスとステージをまとめたものが，**図2-7**である．食習慣改善を目指す場合，どのステージにいるかで指導者は学習者への働きかけを変えることが望ましい．また学習者がどのステージにいるかを知るためには，**表2-3**のような質問をするとよい．

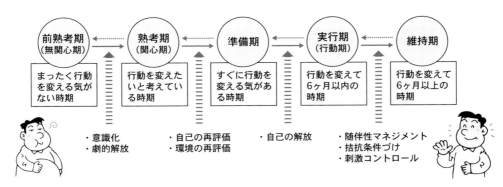

図2-7 プロセスとステージの統合

表2-3 行動変容のステージに関する質問票

項目	質問	選択肢	記入欄
食習慣	食習慣改善についてどのように思いますか（1つだけ番号を記入してください）．	1）関心はない 2）改善しなくてはいけないと思うが，実行できない 3）今すぐにでも実行したい 4）改善を実行して6か月未満である 5）改善を実行して6か月以上である	

（資料：保健指導における学習教材集〔確定版〕，国立保健医療科学院 HP，2011 より抜粋）

なお，変化のプロセスにおける「社会的解放」については，どの時期に有効な働きかけであるかは明らかにされていない．「援助関係」については，すべての時期に有効であると考えられる．

変化のレベルとは，心理的問題のレベルを5つに分類したものである（**表2-4**）．浅いレベルにある現在の症状／状況的な問題が最も変化しやすく，深いレベルになるに従い過去に原因があり，変化しにくくなるという．栄養教育においては，食習慣といった変化しやすい浅いレベルの問題から取り組むことが望ましい．

表2-4 変化のレベル

問題の種類	レベル
症状／状況的な問題	浅いレベル
不適切な認知	
現在の対人間葛藤	
家族／システム内葛藤	
個人内葛藤	深いレベル

（資料：ジェームズ・O・プロチャスカ他著，津田彰監訳「心理療法の諸システム（第6版）多理論統合的分析」，金子書房，2010年より作成）

5 計画的行動理論

人がある行動をとるためには，その行動をしようと思う意図が必要である．この行動意図に影響するものに，フィッシュバイン（Fishbein,M.）は，❶ 行動に対する態度，❷ 主観的規範を挙げた．これを合理的行動理論と呼ぶ．その後，アズゼン（Ajzen,I.）らはこの理論に，❸ 行動コントロール感をつけ加えた．これが計画的行動理論である（**図2-8**）．

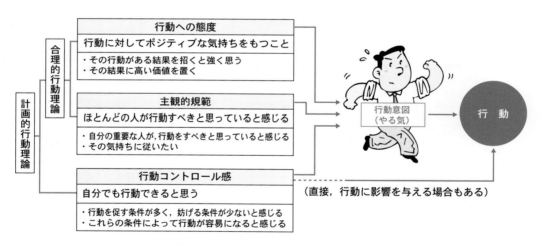

図2-8 合理的行動理論・計画的行動理論
（資料：K.グランツ他著・曽根智史他訳「健康行動と健康教育—理論・研究・実践」，医学書院，2009年より作成）

栄養教育においては，学習者が食習慣改善の結果に価値を見出し，家族や友人などもそうすべきであると考えており，その気持ちに自分も従いたいと思い，これぐらいなら何とか自分にもできそうだと思えるよう，管理栄養士，栄養士は学習者に働きかけることが望ましい．

6 社会的認知理論(社会的学習理論)

社会的認知理論とは，人に関する情報の獲得などに関する理論である．その中の１つに社会的学習理論がある．社会的学習理論では観察学習や認知のはたらきを重視している．そこでは環境・認知・行動の３要因が相互に影響を与えていると考えている（相互決定主義）．環境を，どのように認知し，どんな行動をとるのかについては，一方向的ではなく双方向的に影響を与えあっているのである（**図2-9**）．

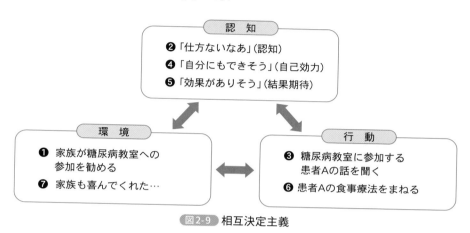

認　知
❷「仕方ないなあ」(認知)
❹「自分にもできそう」(自己効力)
❺「効果がありそう」(結果期待)

環　境
❶ 家族が糖尿病教室への参加を勧める
❼ 家族も喜んでくれた…

行　動
❸ 糖尿病教室に参加する患者Aの話を聞く
❻ 患者Aの食事療法をまねる

図2-9 相互決定主義

経験による比較的永続的な行動の変化を学習と言うが，バンデューラ(Bandura,A.)は，人間の学習には，レスポンデントまたはオペラント条件づけに代表される直接学習だけでなく，間接学習（観察学習）があることを指摘した．観察学習とは自分で直接体験しなくても，他者の行動を観察することでその行動が学習されることをいう．モデルを観察することで，ある行動を学習することからモデリングとも呼ばれる．具体的にはテレビやインターネットを見たり，本や雑誌を読んで学習することも観察学習に含まれる．観察学習においては，良い結果を伴う他者の行動が学習されやすい（代理強化）．

栄養教育においては，ロール・プレイング（役割演技）をして食べ物の勧めを断わる練習をする，糖尿病教室で出会った他の参加者のいいところを見習う，テレビの健康番組を見て自分でも試してみる，親が野菜を食べるのを見て，子どもも野菜を食べるようになった場合などが実例として挙げられる．

また社会的認知理論では，自己制御，自己強化，自己効力(p.45参照)，結果期待(p.45参照)といった認知のはたらきを重視している．自己制御とは，人が自分の行動を観察し，自己評価し，その結果に応じて自分の行動をコントロールすることをいう．

栄養教育においては，学習者が食事記録を毎日つけながら自分の行動を観察するセルフモニタリング（p.45参照）を行い，それに基づいて自己評価をし，自ら食生活改善の目標を立てる．そして目標が達成した時に満足感を得て，これが報酬となり，望ましい食行動が強化されていく（自己強化）．目標を達成した時の自分へのご褒美を考えることも，自己強化に含まれる．

みんなでやってみよう！

食べ物やお酒の勧めを断るロール・プレイングをやってみましょう．場面設定は，会社や飲み会の席にします．上司や先輩，得意先の人から，お土産のお菓子や，飲み会の席でお酒を勧められると断りにくいものです．勧められた時に断るセリフを複数考えておくと良いでしょう．断ると相手の好意に反することになり，不快な気持ちにさせることがありますが，そうならないように，工夫することが大切です．実習のやり方を次に挙げます．

❶ 勧める人と断る人，それを観察する人をそれぞれ１名ずつ決める

❷ 食べ物やお酒を勧める人から，会話を始める．
　　例）「この前，旅行に行った時のお土産をみんなで食べましょう．」

❸ 断る人は３回，いろいろなセリフを考えて断る．
　　例）「ありがとうございます．でも医者から止められていて…」

❹ 勧める人は３回勧めて，４回目は諦めるセリフを言って終了する．
　　例）「仕方ないわね」

❺ ロール・プレイングをした感想を３人で話し合ってみましょう．
　　　　　　相手に不快感を与えないで，断ることができましたか？

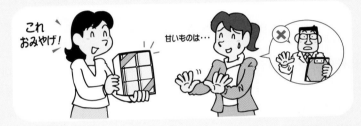

7　ソーシャルサポート

　ソーシャルネットワークとは，個人を取り巻く社会的関係の網の目のことである（図2-10）．その中で，人から受ける様々な支援をソーシャルサポートという．

　ストレスを和らげ，健康状態に良い影響を与える．ハウス（House,J.S.）によるとソーシャルサポートには表2-5のようなものがある．

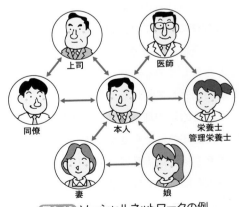

図2-10 ソーシャルネットワークの例

表2-5 ソーシャルサポートの分類

分　類	定　義	具体例
道具的サポート	問題解決に直接的に介入する	望ましい食事を提供する
情報的サポート	問題解決に間接的に介入する	望ましい食生活を教える，アドバイスする
情緒的サポート	情緒的側面に働きかける	共感する，ねぎらう，励ます
評価的サポート	認知的側面に働きかける	良い点・改善すべき点を指摘する

(大里進子・城田知子ほか，演習栄養教育 第6版[補訂]，医歯薬出版，2010より)

8 コミュニティオーガニゼーション

コミュニティオーガニゼーションとは「共同社会が自ら，その必要性と目標を発見し，それらに順位をつけて分類する．そしてそれを達成する確信と意志を開発し，必要な資源を内部外部に求めて，実際に行動を起こす．このようにして共同社会が団結協力して，実行する態度を養い育てる過程」をいう．地域組織化活動ともいう．具体的なプロセスは，❶ ニーズの把握，❷ 共同計画の策定，❸ 共同計画の実施，❹ 評価である．例えば，地域住民が日常生活の困りごとを話し合う中で，高齢者が食事や買い物で困っていることに気づき，定期的に高齢者向けの料理教室を開き，その際に車での送迎や買い出しサービスを行うといった取り組みを挙げることができる．このような過程は，ソーシャルワーカーなどの専門家の援助がなくても展開する．しかし，専門家の仕事は，この過程の開始，育成，展開を助けることである．地域において栄養教育を行っていく上でも重要な視点である．

9 イノベーション普及理論

社会学者のロジャース（Roger,E.M.）が，新しい考え方や物，行動など（innovation）がどのように普及し，社会や文化を変化させていくかを理論化したものである．その過程は ❶ イノベーション開発（現状の問題点に気づき，イノベーションを開発する），❷ 普及（イノベーションを人々へ積極的に伝える），❸ 採用（人々がイノベーションを取り入れる），❹ 実行（イノベーションを実施する），❺ 維持（イノベーションを継続させる）の5段階からなる．

イノベーションの普及速度は，❶ 相対的有利性（イノベーションが他のものより良いと思える），❷ 両立性（採用者の価値態度・過去経験・欲求と一致している），❸ 複雑性（イノベーションの理解と使用の難しさ），❹ 試行可能性（小規模レベルで試行できる程度），❺ 観察可能性（成果が人々の目に見える程度）といったイノベーションの属性などによって影響を受ける．新たな栄養教育プログラムや新製品を開発する場合には，これらの点を参考にすることが望ましい．

10 ヘルスリテラシー

ヘルスリテラシーとは健康に関する情報を理解・活用できる力のことをいう．ヘルスリテラシーは，❶ 機能的リテラシー，❷ 伝達的リテラシー，❸ 批判的リテラシーに分類される．

機能的ヘルスリテラシーとは健康に関する情報を理解するために必要な基本的な読み書き能力のことをいう．伝達的ヘルスリテラシーとは健康に関する情報を入手，伝達，適用する能力のことをいう．批判的ヘルスリテラシーとは健康に関する情報を批判的に吟味する能力のことをいう．

栄養教育においては，学習者のヘルスリテラシーが向上するような働きかけが大切である．例えば，ネットや TV の健康情報が必ずしも正しくないことを伝えていく必要がある．

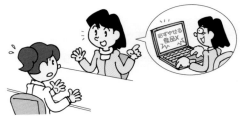

3 栄養カウンセリング

1 栄養カウンセリングとは

食事療法においては食事を制限することそのものがストレスとなるだけでなく，長年の食習慣を変えることには多くの困難がつきまとう．食事療法が必要なクライアント（来談者）は，様々な心理的問題を抱えている可能性がある（**表 2-6**）．

表2-6 食事療法に伴う心理的問題の例

憂うつ	食事療法が一生続くのかと思うと憂うつになってしまう．
喪失感	好きな物を食べる自由を奪われてしまった．
病気そのものの否認	病気という不安を引き起こすような現実を無意識的に認めようとしない
燃えつき感	長い間食事療法を続けてきて，もう疲れ果ててしまった．

(資料：石井均ほか，「栄養士のためのカウンセリング論」，建帛社，2002 より作成)

そのため，望ましい食生活についての知識を学習しても食事療法を実行できない場合がある．そこで，このような心理的問題を解決するためにカウンセリングを応用することが望まれる．従来の医療モデルに基づく栄養指導では，医師・栄養士の助言・指導に，患者がどれだけ忠実に従うかというコンプライアンス（法令遵守）が重視されてきた．これはガイダンス中心の栄養指導であった．しかし成長モデルに基づく，これからの栄養カウンセリングでは，クライアント（来談者）がどれだけ主体的にセルフケアに取り組んでいるかというアドヒアランス（主体的参加）が重視されている（**図 2-11**）．

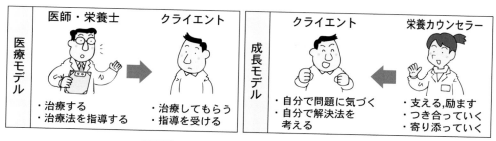

図2-11 コンプライアンスからアドヒアランスへ

　そこでの栄養カウンセラーの仕事は，クライエントが上手にセルフケアできるようサポートすることである．つまり，栄養カウンセリングとは「栄養学の知識の伝達だけでなく，食事療法に伴う心理的問題にも対応し，クライエントが主体的に食事療法に取り組めるよう援助すること」である．

　栄養カウンセリングの基本的技術には，❶ 傾聴して，問題を探る，❷ 共感的理解を示し感情的問題を整理する，❸ 相手の表現を助け，適切な質問をする，❹ 実行可能な目標を，一緒に考えて設定する，という4点が挙げられる．また，栄養カウンセリングでは90度で向き合う座り方が望ましい．対面法では緊張感が高まり上下関係が生じやすい．一方，90度法では，緊張感が和らぎ信頼関係が生じやすく，フードモデルを一緒に眺めながら話をすることができる．なお，フードモデルやパンフレットなどの資料はすぐ取りやすいよう棚などに陳列しておくとよい（図2-12）．

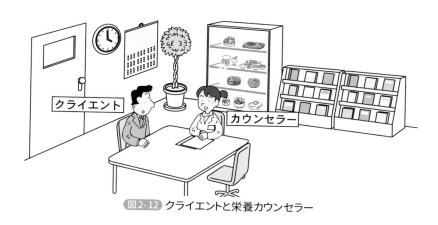

図2-12 クライエントと栄養カウンセラー

2 行動カウンセリングとは

　行動カウンセリングとは，行動科学の理論やモデルを応用したカウンセリングのことをいう．エビデンス（科学的根拠）に基づくカウンセリングである．先述したようにクライエントのセルフケアをサポートするためには，行動科学の知見を活用することが不可欠である．

　例えば，クライエントが食事療法を実行する気がない場合，つまりトランスセオレティカルモデル（**p.30** 参照）の前熟考期では，栄養カウンセラーはクライエントの話を傾聴することによって，自らの食生活の問題点に気づくよう促していく（意識化）．また，それに伴ってクライエントが「このままでは病気になるかも」「病気になったら大変だ」という脅威を感じることができるとよい（カタルシス／劇的解放）．

　食事療法を実行する気がある場合（熟考期）は，現在の食生活や望ましい食生活のメリットやデメリットについて話し合っていく（自己の再評価）．さらに環境の再評価をすることによって，現在の食生活の改善を家族が強く望んでいることを意識することも，次のステージに進むきっかけとなる．

　すぐに食事療法を実行したい場合（準備期）は，自分にもできそうだと思えるような食行動の目標を一緒に考え，周囲の人に公表すること（自己の解放）によって，クライエントの自己効力感が高まるよう支援する．

　そして，食事療法を実行して 6 か月以内の場合（実行期）は，刺激一反応理論や社会的認知理論に基づいた認知行動療法（**p.39** 参照）を応用するとよい．

3 　カウンセリングの基礎的技法

　カウンセリングとは，クライエントとカウンセラーが，心の問題の解決を目指して行うコミュニケーションである．カウンセリングの本質は傾聴である．傾聴とは，カウンセラーがクライエントの話を，受容・共感・自己一致という基本的態度で聴くことである（**表2-7**）．

　カウンセラーの基本的態度を具体的に示すために，様々な基礎的技法がある．**表2-8** に，そのいくつかを紹介する．

表2-7　カウンセラーの基本的態度

受　容	クライエントを無条件に，しかも肯定的に受けとめる心構え
共　感	クライエントの体験をそのまま感じとり，理解しようとする姿勢
自己一致	カウンセラーがありのままの構えのない自分らしい自然な状態でいること

表2-8　カウンセリングの基礎的技法

簡単な受容	うなずきと相づちを行う．クライエントの話を関心をもって聴いていることを示す．
繰り返し	クライエントの話を聴いて共感的に理解したことを，クライエントに伝えて合っているかどうか確かめる．反射またはリフレクションともいう．
明確化	クライエントの話の中で不明確なところを先取りして応答する．
支　持	ねぎらいや励ましを行う．
質　問	質問の仕方には「朝食は食べましたか」といった「はい」「いいえ」で答えられる閉ざされた質問と，「今日はどんな食事を食べましたか」といった漠然とした開かれた質問がある．前者は答えやすいが得られる情報が少なく，後者は答えにくいが得られる情報は多い．

（資料：大里進子・城田知子ほか，演習栄養教育 第 6 版 [補訂]，医歯薬出版，2010 より）

カウンセリングの効果としては，❶ クライエントとカウンセラーの間に信頼関係（ラポール）が形成される，❷ クライエントに気づき（洞察）が起こる，❸ クライエントにカタルシス（浄化）が生じる，という3点が挙げられる．

また，カウンセリングでは，一般的に週1回1時間という時間枠，有料という料金枠，相談室という場により日常生活とは異なる場面が構成される．相談室はクライエントのプライバシーを守るために個室であることが望ましい．カウンセリングで知り得た情報についてはクライエントの許可なく口外してはならない（守秘義務）．

栄養カウンセリングおいては，クライエントの話を傾聴することによって食生活の問題を探り，共感的理解を示しクライエントの食事療法に伴う感情的問題を整理するとともに，クライエントが話しやすいように，様々な基礎的技法を活用することが望ましい．

4 認知行動療法

認知行動療法とは「行動科学を人の不適切な習慣や行動（認知を含む）の修正に応用するための方法の総称」である．認知行動療法は，① 問題行動の特定，② 行動アセスメント，③ 技法の選択と適用，④ 結果の確認とフィードバックという4つのステップからなる．まず問題行動を具体的に把握し，その問題行動が何をきっかけに生じ，そして，どのような結果を生じるかについてアセスメントする．それに応じて行動を変えるための方法（行動変容技法：p.42 参照）を選択し実行する．その後，結果を見て，うまくいったら継続し，うまくいかなかったら始めのステップからやり直すという手続きである（図2-13）．

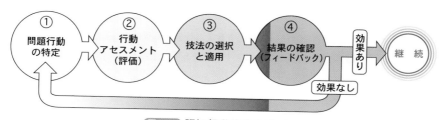

図2-13 認知行動療法のプロセス

食行動については図2-14のようなモデルを考えることができる．食行動を「きっかけ→行動→結果」という枠組みで捉えるのである．このモデルに従って，まずは問題となっている食行動を具体的に把握する．スナックの食べ過ぎが問題となっている場合は，その行動が何をきっかけに生じ，そして，どのような結果を生じるのかについてアセスメントする．夕飯後に1人で映画を見ながらスナックを食べており，それが楽しみとなっていることがわかるかもしれない．このことを踏まえて学習者が実行できそうな行動変容技法を選択し適用する．例えば，スナックの買い置きをしない（刺激統制），スナックを我慢できたら自分にご褒美を与える（オペラント強化）などである．このように栄養教育に応用できる行動変容技法については後述する．

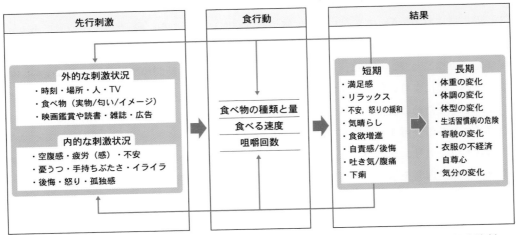

図2-14 食行動のモデル (資料：足立淑子ほか，ライフスタイル療法Ⅰ第3版，医歯薬出版，2008より改変)

5 動機づけ面接（MI：Motivational Interviewing）

　ミラー (Miller,W.R.) とロルニック (Rollnick,S.) がアルコール依存症者に対する治療成績の良かったカウンセリングを分析し，体系化したのが，その始まりである．動機づけ面接（MI）のスピリット（精神）には，❶ パートナーシップ，❷ 受容，❸ 思いやり，❹ 引き出す，がある．引き出すとは，クライエントの強みや資源に注目して理解することである．そして，MI のプロセスは**図2-15**のように進むとされている．

> **4** 計画する（行動を変える決断と具体的な行動計画を立てる）
> **3** 引き出す（クライエント自身から変化への動機づけを引き出す）
> **2** フォーカスする（特定の目標あるいは変化の方向を明確化する）
> **1** 関わる（信頼し合え，尊重し合える援助関係を確立する）

図2-15 MI のプロセス
(資料：W.R. ミラー・S. ロルニック，動機づけ面接〈第3版〉上，星和書店，2019より改変)

　人は「変わりたいけど，変わりたくない」という相反する気持ちを抱くことがある．これを両価性という．両価性の状態の時に，2種類の言葉が発せられる．「変わりたくない」という維持トークと，「変わりたい」というチェンジトークである．後者のチェンジトークを多くクライエントから引き出していくことが非常に重要である．

　そのためにMI の中核スキルを用いる．中核スキルには，開かれた質問（Open Question），是認（Affirmation），聞き返し（Reflection），要約（Summary）がある．これらの頭文字をとって OARS（オールズ）と呼ぶ．栄養カウンセリングにおいても，開かれた質問，要約は基礎的技法として重要である．是認とは，クライエントの良い面についてコメントす

ることである．ポジティブな面に気づき，承認や賞賛をすることをいう．聞き返しとは，繰り返しと明確化を合わせたものである．要約とはクライエントの話をまとめて伝え返すことをいう．

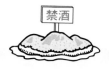

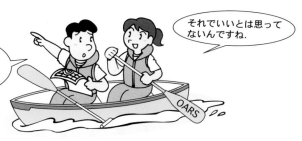

お酒を飲んだ翌日は調子が悪くて・・・午前中は頭が回らないんです．

それでいいとは思ってないんですね．

column

栄養カウンセリングの事例

　45才男性の栄養相談の事例です．男性は会社員で，身長は170 cm，体重は70 kgです．会社の健康診断の結果，肝機能障害の疑いがあると言われました．さらに精密検査を受けると，中程度の脂肪肝であることもわかりました．医師から栄養相談を受けるように言われ，病院内の栄養相談室にやってきたところです．

栄養士：こんにちわ．○×さんですね．栄養士の□△です．よろしくお願いします．
患　者：よろしくお願いします．
栄養士：今日はどういうことで来られましたか？
患　者：会社の健康診断で，肝機能障害が疑われるって言われてびっくりして．
栄養士：驚かれたんですね．
患　者：そうなんです．お酒は全然飲まないのに，肝機能障害なんて．
栄養士：お酒を全然飲まないのに，肝機能障害の疑いがあると言われたんですね．
患　者：そうなんです．そういうことってあるんでしょうか？
栄養士：そうですねえ．いろいろな要因が絡み合って生じるからですねえ．まずは，毎日の食事を見直すことから始めてみませんか？
患　者：わかりました．よろしくお願いします．
栄養士：では，毎日の食事について教えていただけませんか？（以下，省略）

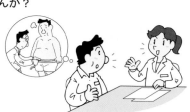

4 行動変容技法と概念

1 行動変容技法

(1) 刺激統制

　行動のきっかけや引き金となる先行刺激を探し，それを利用して行動が生じやすいようにしたり，生じにくくする．例えば，食事療法の目標を書いた紙を目につくところに貼ることで忘れないようにする，などである．

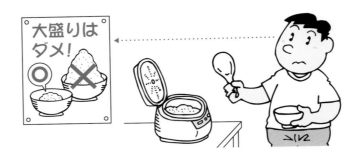

(2) 反応妨害・（習慣）拮抗

　反応妨害とは行動を引き起こす強い刺激にさらされながら，その行動をしないで我慢する方法である．例えば，食べたくなったら5分間我慢するなどである．（習慣）拮抗とは，ある行動がしたくなったら，その行動と両立しない行動をとる方法である．食べたくなったら歯を磨くなどである．レスポンデント条件づけを応用したものである．

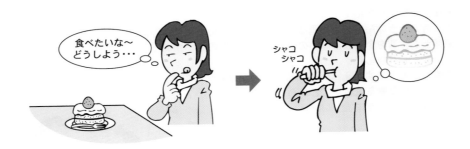

(3) 行動置換

　不健康な考え方や行動を，健康なものに置き換える．逆条件づけ・拮抗条件づけともいう．例えば，お菓子を食べたくなったら代わりに果物を食べる，煙草を吸いたくなったらノンシュガーの飴をなめるなどである．レスポンデント条件づけを応用したものである．**表2-9**は，不健康な食事を健康な食事に変える行動置換の例である．

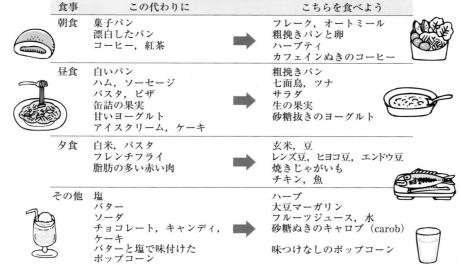

表2-9 行動置換

食事	この代わりに	こちらを食べよう
朝食	菓子パン 漂白したパン コーヒー，紅茶	フレーク，オートミール 粗挽きパンと卵 ハーブティ カフェインぬきのコーヒー
昼食	白いパン ハム，ソーセージ パスタ，ピザ 缶詰の果実 甘いヨーグルト アイスクリーム，ケーキ	粗挽きパン 七面鳥，ツナ サラダ 生の果実 砂糖抜きのヨーグルト
夕食	白米，パスタ フレンチフライ 脂肪の多い赤い肉	玄米，豆 レンズ豆，ヒヨコ豆，エンドウ豆 焼きじゃがいも チキン，魚
その他	塩 バター ソーダ チョコレート，キャンディ，ケーキ バターと塩で味付けたポップコーン	ハーブ 大豆マーガリン フルーツジュース，水 砂糖ぬきのキャロブ（carob） 味つけなしのポップコーン

（資料：Aカッツ，後悔せずに食べる本，二瓶社，1994）

（4）オペラント強化

　行動の後の結果（随伴刺激）に働きかけて，その行動を増やすことをオペラント強化という．このような刺激を強化子と呼ぶ．望ましい行動を増やすには，その行動をした後に，ご褒美を与える，ほめるなど，好ましい刺激を与える（正の強化）．または，その行動をした後に，胃の痛みがなくなるなど，不快な刺激を取り除くとよい（負の強化）．強化子には様々なものがあるが，その例を表2-10に示す．

表2-10 強化子の種類

種類	好ましい刺激	不快な刺激
物理的強化子	食べ物，飲み物，お金	腹痛，便秘，体調不良
心理的強化子	達成感，充実感，満足感	後悔，自己嫌悪，不快感
社会的強化子	ほめられる，注目される	叱られる，注意される

※強化子が，他者から与えられる場合を「外的強化」，自分に与える場合を「自己強化」という．
※満腹の時は「食べ物」は好ましい刺激（報酬）とならない．また「叱られる」ことが，本人にとっては「注目される」という好ましい刺激となる場合もある．この表は，あくまでも目安であり，本人にとって何が好ましい刺激（報酬）か調べることが重要である．

（5）認知再構成

　認知再構成とは，学習者が不健康な行動の原因となっている不適応な認知（思考）に気づき，適応的な認知に置き換える練習をすることである．例えば「食べ物で気分が良くなる」と考えて過食しそうになった時に，「食べ過ぎると自己嫌悪になる．自分をほめれば気分が良くなる」と考え直すなどである．表2-11には，不適応的なこれまでの考え方を，適応的な新しい考え方に変える例を示している．

表2-11 認知再構成

これまでの考え方	正確な意味	新しい考え方
食べ物は太る.	食べ過ぎによるカロリーの過剰で太る. 何でも, たとえアイスクリームでも, 全体のカロリー摂取が少なければやせられる.	食べ物が多すぎれば太る.
少なく食べれば, それだけ立派だ.	食べる量はお腹の具合で決まる. 空腹を無視して食べない方が, 食べて空腹を満たすよりよいわけではない.	食べる量は私の価値とは何の関係もない.
過食は自分をコントロールできなくなること.	満腹なのに食べるのは, 満腹感を無視するようにコントロールしているからである. 身体の状態に注意する必要がある.	過食は別のストレス解消法が必要であることを示している.
外見は食べた量を表す.	食べる量の多少は, 健康に影響する. だから身体の声に耳を傾けなければならない.	必要な量を食べて健康になると, 立派に見える.

(資料：A．カッツ，後悔せずに食べる本，二瓶社，1994 より改変)

(6) 意思決定バランス

　人が, ある行動をとるかどうか判断する際には, その行動により生じる利点と欠点を比較し, 利点が欠点より大きいと認知される場合に, その行動をとろうと意思決定する. このモデルを意思決定バランスという (**図2-16**). もともとは, ジャニスとマン (Janis,I. L.&Mann,L.) が提唱した意思決定モデルから生まれた. トランスセオレティカルモデル (**p.30** 参照) の中心的な概念ともなっている. 医師から禁酒を勧められているが, 止めると楽しみがなくなるからと迷っている場合, 家族の幸せのためと思って禁酒を決断するといった例が考えられる. このように利点が欠点より大きいと感じられるように, 指導者は学習者に働きかけることが望ましい.

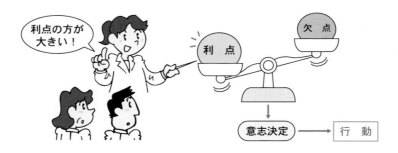

図2-16 意思決定バランス

(7) 目標宣言・行動契約

　設定した行動目標 (**p.77** 参照) や取り組みを始める日付などを記入し, 学習者と指導者が自らサインをして, 契約書や宣言書という形で実践に取り組むことをいう. これにより学習者の動機づけが高まり, 備忘録として役立つほか, 学習者と指導者との間に協力関係が生まれる. **図2-17** は禁煙支援における目標 (自己) 宣言・行動契約の例である.

禁煙自己宣言書

年　月　日

私は、現在タバコを吸っていますが、　年　月　日
より禁煙することを宣言します。

氏名

上記の人は、現在タバコを吸っていますが、これから禁煙する意思のあることを確認しました。私は、禁煙が成功するよう、あたたかく支援することをお約束します。

支援者氏名　　続柄

★あなたの禁煙をあたたかく支援してくれる人がいれば、支援者としてサインしてもらいましょう。

上記の人は、現在タバコを吸っていますが、これから禁煙する意思のあることを確認しました。私達は、禁煙が成功するよう、適切な助言や指導をおこなうことをお約束します。

指導者氏名

（指導者保存用）

禁煙自己宣言書

年　月　日

私は、現在タバコを吸っていますが、　年　月　日
より禁煙することを宣言します。

氏名

上記の人は、現在タバコを吸っていますが、これから禁煙する意思のあることを確認しました。私達は、禁煙が成功するよう、適切な助言や指導をおこなうことをお約束します。

指導者氏名

図2-17 禁煙における行動契約—「禁煙自己宣言書」
（資料：畑栄一郎他編，行動科学－健康づくりのための理論と応用，南江堂，2003）

(8) セルフモニタリング

自分の行動を観察して記録すること．自己監視法とも言う．自分の行動を冷静に見つめるだけでも行動が改善する場合がある．具体的には，食行動（内容，量，時刻，場所，気分）や体重などを記録する．**図2-18** にセルフモニタリングの記録用紙の例を示す．

(9) 自己効力感（セルフ・エフィカシー）

人は，その行動をとると自分にとって好ましい結果が得られると期待し（**結果期待**），その行動を実行できるという自信（**自己効力感：セルフ・エフィカシー**）がある時に，その行動をとる可能性が高くなる．この自己効力感は，❶ 制御体験，❷ 代理体験，❸ 社会的説得，❹ 生理的・感情的状態から生まれる．バンデューラが提唱したモデルである．

栄養教育においては学習者ができることから始めて成功体験を積み重ね，他の学習者がうまくやっていることを見聞きしてもらい，「あなたならできる」と励ましていくとともに，実際にやってみて身体の調子や気持ちが良くなってきたと実感できるよう支援することが望ましい．糖尿病のセルフケアを実行する自信（自己効力感）を測定する尺度がいくつか開発されているので，**表2-12** にその１つを紹介する．

身体状況・行動・食生活の記録票

C-2

月　日（　）　身体状況

身長 _____ cm

体重 _____ kg

胸囲 _____ cm

行動

時	行動内容・状態	移動手段 （所用時間）
5		
6		
7		
8		
9		
10		
11		
12		
13		
14		
15		
16		
17		
18		
19		
20		
21		
22		
23		
24		
25		
26		
27		

食生活

	料理	量
朝		
昼		
夕		
間食		

記入方法

記入例

6月9日（金）

時	行動内容・状態	移動手段 （所用時間）
5		
6		
7	起床・朝食	
8	通勤（立ち）	徒歩（20分） 電車（40分） 階段（7階）
9		
10	事務処理	
11	間食	
12	外出（営業）	社用車

	料理	量
朝	ごはん	小1杯
	目玉焼き	卵1個
	みかん	1個
間食	缶コーヒー250ml	1本
	焼酎ロック	1杯

教材No.C-2
【教材のねらい】
・1日の行動、食事を思い出し、その中から改善可能な点を見つけ出す。
【資料の使い方】
・事前に対象者に渡すなどして記録してもらう。改善可能な生活習慣について対象者と一緒に確認していく。

（行動記録表の記入方法）
　行動の内容をその日のうちに記入しましょう。
　記入例を参考に、食事をした時間や運動について記入してください。

（食事記録表の記入方法）
　食事の内容をその日のうちに、主食（ごはん2杯、うどん1杯等）とおかず（肉魚料理、野菜料理等）について記入してください。菓子類や飲み物、お酒も記入しましょう。
　量と味付けも分かる範囲で記入しましょう。
　なお、記録は写真でも結構です。
　※写真撮影の注意点→斜め45°から撮る、全体が写るように撮る、自分が食べたもののみ撮る、コップは中身が見えるように撮る、明るい場所で撮る。

図2-18 セルフモニタリング
（資料：保健指導における学習教材集［確定版］，国立保健医療科学院 HP，2011）

表2-12 糖尿病セルフケア自己効力感尺度

	1：そうではない　　2：どちらかといえばそうではない 3：どちらかといえばそうだ　　4：かなりそうだ	
❶	多くの種類の食品をバランス良く上手に食べることができる．	1 － 2 － 3 － 4
❷	食事の時間を決めている．	1 － 2 － 3 － 4
❸	外食や宴会の時でも，カロリーやバランスを考えて食べることができる．	1 － 2 － 3 － 4
❹	自分の食生活に満足しており，食事の時間が楽しみだ．	1 － 2 － 3 － 4
❺	食事療法を守っていると，健康的な気分になり体の調子もいい．	1 － 2 － 3 － 4
❻	合併症を起こさない（進めない）ように，血糖コントロールできる．	1 － 2 － 3 － 4
❼	（糖尿病の自己管理で）誰かにできていることは，自分にもできる．	1 － 2 － 3 － 4
❽	好きなこと（趣味など）続けて，人生を楽しく過ごしていける．	1 － 2 － 3 － 4

※合計得点が高くなるほど，糖尿病のセルフケアに対する自己効力感が高い．

（資料：赤尾綾子他，糖尿病セルフケアに関する自己効力感尺度作成の試み，糖尿病，第54巻，第2号，2011より）

（10）ストレスマネジメント

ストレッサー（ストレスの原因）とストレス反応（ストレスの結果）についてセルフモニタリングし，コーピング（対処法）を工夫することが，食行動の改善につながる．コーピングの1つとして，人に相談するなどソーシャルサポート（**p.34**参照）を活用することも役立つ．

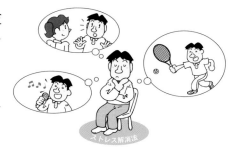

（11）ソーシャルスキルトレーニング

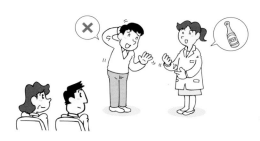

社会的スキル訓練のこと．他者とコミュニケーションを上手にとる練習をする．例えば，ロール・プレイングをしてお酒の勧めを断わる練習をするなどである．社会的スキル訓練の1つに，主張性訓練がある．

（12）ナッジ

人々を強制することなく望ましい行動に誘導するシグナルまたは仕組みのことをナッジという．選択的アーキテクチャー（アーキテクチャー：仕組み）とも呼ばれる．

具体的には，食品の栄養成分表示，広告の制限，商品の陳列方法，金銭的インセンティブ（インセンティブ：目標を達成させるための刺激，誘因）などをいう．

栄養教育においては，地域で食品の栄養成分を表示する飲食店の増やす取り組みや，たばこやお酒の広告を減らす，飲食店で野菜料理を最初に出す，野菜料理を安く提供することなどが考えられる．

5 組織づくり・地域づくり・食環境づくりへの展開

1 組織づくり，ネットワークづくり

　学習者が望ましい食習慣に向けて行動変容するためには，他者との栄養に関わる相互支援能力を獲得することが必要になってくる．そのためには，健康と栄養や食生活に関連する組織やネットワークを整備し，学習者が有効に活用することができる組織づくり，ネットワークづくりが重要である．学習者は，その組織やネットワークを活用することによって，様々な役割や立場の人々の情報にアクセスしたり，専門的意見を求めることで問題解決の能力を高めることが可能になる．

　また，身近な存在である友人や近隣の人々の協力を得て，ソーシャルネットワーク（p.34参照）を広げることも重要である．このような組織づくり，ネットワークづくりは，そこに存在する問題や目標について様々な資源を活用して解決や達成を行うコミュニティオーガニゼーション（p.35参照）にもつながるため，管理栄養士・栄養士，保健師などの専門家間の情報交換や協働といった専門家のネットワーク，その他の食生活改善推進委員，地域ボランティアなどの民間の力をうまく活用して推進していく必要がある．

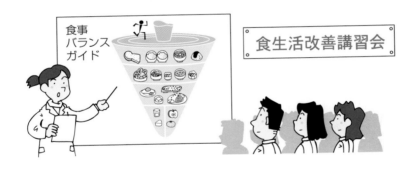

2 セルフヘルプグループ（自助集団）

　セルフヘルプグループ（self help group）とは，自助集団，自助グループとも呼ばれ，疾病や障がいなど何らかの身体的・精神的問題を抱えた人や家族の集まりで，自分たちの体験，気持ち，考えを語り合い，互いに励まし合い，具体的なアドバイスを与え合うことで，その問題を様々な形で克服していくための集団をいう．

　セルフヘルプグループでは，メンバー間の相互作用とコミュニケーションによりグループダイナミクス（p.49参照）が働き，自分の抱えている問題を直視し（自己理解），自己管理がメンバー間相互に促進される．また，学習者はメンバーからのモデリング（観察学習）によって，解決への道を探ることができる．学習者1人で自分の問題から脱却することは難しいが，グループメンバーと体験を共有し，分かち合い，自分の抱える問題や悩みをしっかりと直視

して自分を変化させていくことができる.

　つまり，学習者は支援される立場から，学習者間の相互支援により次第に支援をする立場を経験し，学習段階が発展する．セルフヘルプグループには，アルコール依存症，摂食障害など様々なグループがあり，最近ではインターネット上でも多く見受けられる.

　なお，セルフヘルプグループでは運営を専門家の手に委ねず，あくまでも学習者たちが独立しているというのが特徴で，専門家は主導的な立場をとらないようにし，自発的なグループ運営を助け，リーダーの育成を図るなどの支援的立場をとることが肝要である.

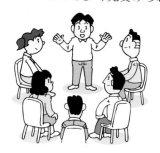

3　グループダイナミクス

　グループダイナミクス（group dynamics）は，集団力学ともいう．集団の中に働く力で，強い集団感情が芽生え，グループ内の各々のメンバーの行動を変化させる作用がある．グループでは，複数のメンバーの意見が行き来し，ある学習者の意見に依存したり，意見を集約したり，またお互いの良いところを取り入れようとしたりなど，メンバーの相互作用や相乗効果により，個人では得られない利点がある．グループダイナミクスは，セルフヘルプグループやコミュニティオーガニゼーションを実現するうえでも重要な概念である.

4　エンパワメント

　エンパワメント（empowerment）とは，「個人や組織，コミュニティが主体的に自分たちの生活を変革させていく自己管理能力を獲得する過程」や「社会・組織の構成員一人ひとりが，発展や改革に必要な力をつける」ことである.

　栄養教育の目的は，人々が健康的で豊かな人生を送るために，より適切な食生活を営み，自己管理能力を養うことができるようにすることであり，最終目標である人々のQOLの向上をはかるためには，まさにこのエンパワメントが必要とされる.

　行政が主体となって行う施策・支援だけに留まらずに，個人，組織，地域それぞれのレベルで，健康づくりや食生活改善についての問題を考え，自ら解決法を探るなど主体的に取り組むことにより，より広い栄養教育の発展が期待できる.

　個人レベルのエンパワメントは，個人が自分の生活環境を変え，より良い方向に向かって自発的，主体的に取り組む自信をもつこと，組織レベルのエンパワメントは，自分の所属する組織の意思決定に自らも参加して役割を有することができると思うこと，地域レベルのエンパワメントは，地域の中の個人や組織が，スキルと資源を用いて個人や組織のニーズを実現するため集団として取り組んでいくことである．また，**図 2-19** に示すように，個人，組織，

地域のエンパワメントが相互に関わりあうことで，各々のレベルのエンパワメントも強化されるとともに，個人から組織，ひいては地域へとエンパワメントが広がり，食生活が改善しやすい地域づくり，環境づくりへと，より大きな社会全体の変革にもつながる.

学習活動の焦点	学習の主なねらい
学習者自身	● 個人の行動変容，食生活の改善
家族・友人との関係	● 家族・友人からの支援 ● 家族・友人への支援 ● 家族・友人の行動変容・食生活の向上
仲間との関係	● 自分の関心に共有できる仲間の発見 ● 一緒に考え行動する仲間づくり
グループづくり (地区組織,セルフヘルプグループなど)	● 主体的な活動ができるグループづくり ● 他のグループとの交流
地域づくり,環境づくりへ	● 地域や組織（たとえば職場，学校など）に共通する課題や気づき ● 食生活改善がしやすい地域づくり・環境づくり

図2-19 栄養教育による学習の発展段階の例

個人の行動変容や食生活の改善を目的とした学習活動が，問題解決型の集団学習における仲間との対話を通じて，個人から家族や友人へと周囲に視野が広がり，やがて仲間づくりへ，地域全体へと発展していく過程の例を示した.

（資料：丸山千寿子，足立淑子，武見ゆかり編，健康・栄養科学シリーズ 栄養教育論 改定第2版，南江堂，2010）

column

ソーシャル・キャピタル

　ソーシャル・キャピタル（Social Capital）とは，パットナム（Robert,D.P.）により「人々の協調行動を活発にすることによって社会の効率性を高めることができる信頼，規範，ネットワークといった社会的仕組みの特徴」と定義されており，人々が他人に対して抱く信頼，「お互いさま」の精神である互酬性の規範，人や組織間のつながりであるネットワークの3つの要素から構成される．つまり，ソーシャル・キャピタルは，人々の信頼感やネットワークからくる社会の結束力，人の社会的なつながりの強さ，社会全体の人間関係の豊かさを表しているといえる．ソーシャル・キャピタルを高め，社会的なつながりをもつことは，精神的健康，身体的健康，生活習慣，死亡リスクなどに良い影響を与えることが報告されていることから，健康日本21（第三次）においても「地域の人々とのつながりが強いと思う者の増加」，「地域などで共食している者の増加」の目標が掲げられており、地域におけるソーシャル・キャピタルの醸成が求められている．

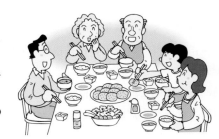

6 食環境づくりと栄養教育・栄養指導

　2004（平16）年に厚生労働省は，健康づくりを支援するための栄養・食生活の食環境整備に関する基本的な考え方および具体的な取り組みについて検討し，「健康づくりのための食環境整備に関する検討会報告書」を発表した．国民一人ひとりが食生活の改善に取り組み，行動の変容に結びつけるには，個人の努力だけでは達成は難しく，適切な情報提供や食物選択の幅を広げることなど，食品購入の場や外食の場で，適切な食物や情報が得られる仕組みを整える個人個人の健康づくりを支援する環境づくりが重要であることが考えられる．

1 食環境の概念

　食環境とは，「健康づくりのための食環境整備に関する検討会報告書」の中で，食物へのアクセスと情報へのアクセス，ならびに両者の統合を意味すると定義された．

　このことは，「健康日本21」の栄養・食生活分野の目標設定の考え方を踏まえている．すなわち，健康づくりと食環境との関係は，図2-20 に示すように，栄養状態や食物摂取状況を改善するためには，個人や集団が適切な知識とスキルを得て，望ましい態度を形成し，具体的な食行動として実践することが必要なこと，そうした個人や集団の行動変容には，環境づくり，とりわけ食環境の改善が重要であるという，相互の関連性が整理され示されている．

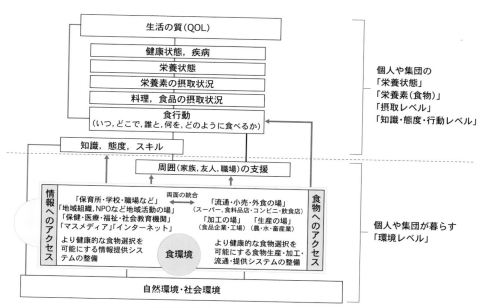

図2-20 健康づくりと食環境との関係

（「資料：健康日本21」栄養・食生活分野　付録1「栄養・食生活と健康，生活の質などの関係について」を基に作成）

また,「健康日本21」の報告書の中では,栄養・食生活分野の環境要因としては,① 周囲(家族,友人,職場)の支援,② 食物へのアクセス,③ 情報へのアクセス,④ 社会環境に大きく整理されている.

2 食物へのアクセス(フードシステムと栄養教育)

食物へのアクセスとは,食物が,どこで生産され,どのように加工され,流通され,販売されて食卓に至るかという食物生産・提供のシステム全体を意味する.これは,フードシステム学におけるフードシステムの概念とほぼ同じである(図2-21).

つまり,食料問題,食品産業問題については,「川上」の農水産業,「川中」の食品製造業・食品卸売業,「川下」の食品小売業・外食産業,それに「湖」に例えられる最終消費者の食生活までをつなげ,それぞれ相互関係をもちながら全体としてフードシステムを構成しているという新しい観点に立って検討する考え方である.

したがって,食物へのアクセス面の環境づくりは,より健康的な食物の入手可能性が高まる方法で,生産から消費までの各段階での社会経済活動,およびそれらの相互関係の整備を行い,人々がより健康的な食物を入手しやすい環境を整えることを意味する.

なお,この整備には,規制や法律といった法的整備も含まれており,制度に基づく表示の内容そのものは,情報へのアクセスに位置付けられる.

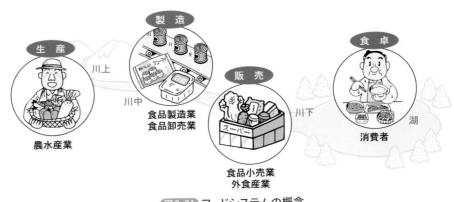

図2-21 フードシステムの概念

(1) 食物の生産・加工と食環境づくり

図2-20の「食物へのアクセス」に示されているように,食品の生産の場(農・水・畜産場)と加工の場(食品企業・工場)において,より健康的な食品選択の可能性が高まるような食物の生産,食品の製造を推進する必要がある.

これまで,減塩調味料,カルシウムや鉄など特定の栄養素を強化した乳製品,ノンオイルドレッシングなどは,食環境整備という視点ではとらえられていなかったが,すでに健康づくりを目的として食環境づくりが行われてきている.なかでも,特定保健用食品は,その効

果・効能が科学的に立証された食品とし販売され，人々の毎日の食生活に活用され，健康づくりに寄与している.

　また，生産者や食品企業は，消費者ニーズの高い食物の生産・開発に取り組んできている.健康的な食物への消費者ニーズを高めるためには，個人や集団への栄養教育が必要となる.管理栄養士・栄養士は，健康的な食生活の実現のために，消費者がどのような食物や商品を求めているかを把握し，それを生産者や食品企業に伝える食環境づくりの担い手としての役目が大きい.同時に，市場や小売店，スーパーマーケットなどに出回っている食物や商品の実態を常に周知して，その適切な活用方法を支援することも必要となる.

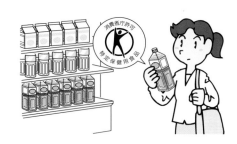

（2）食品の流通・販売と食環境づくり

　消費者の食品選択に影響する要因として，① 食品の種類と量による品ぞろえ，② 食品の販売単位（野菜1パックの量，牛乳の容量など），③ 売り場レイアウトと陳列の仕方，④ 販売促進手段（景品付き，ポイント付き，試食など），⑤ 情報の付随などがあり，購買行動を左右していると考えられる.

　したがって，食品の流通・販売では，食物へのアクセスと情報へのアクセスの両面が展開されているといえる.

　最近では，日常的な食品入手の場として，スーパーマーケットやデパートの食品売り場の位置づけが大きくなってきており，そこでの「食事バランスガイド」を活用した食環境づくりに管理栄養士・栄養士が関わっているイベントなどを目にする機会も増えている.

　今後，ますます管理栄養士・栄養士の積極的な支援が必要な場面であるといえよう.

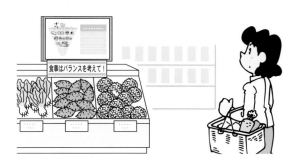

(3) 外食と食環境づくり

　食の外部化が進行している中で，提供されている1食あたりの量が適切でない食事も少なくなく，食べ過ぎ，食べ残し，ひいてはゴミの増加などの環境問題にもつながっている．

　外食産業に関わっている管理栄養士・栄養士は，健康づくりの視点からだけではなく，こうした面からも，1食当たりの適正な目安となる**サービングサイズ（ポーションサイズ；1食当たりもしくは1回当たりの提供量）**についての学習の機会を積極的に設けて，消費者のニーズに対応する必要性が高まってきている．

　各自治体における取り組みも行われてきており，「健康づくり協力店事業」として，「健康づくり応援の店」，「栄養成分表示の店」の例を**図2-22**に示した．

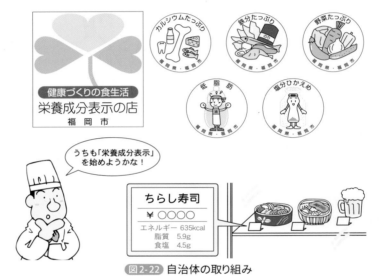

図2-22　自治体の取り組み

（資料：福岡市HP，東京都福祉保健局栄養成分表示推進委員会編，外食料理栄養成分表示ガイドブック，2005より作図）

(4) 給食と食環境づくり

　管理栄養士・栄養士が配属されている特定給食施設においての給食は，それぞれの施設の喫食者に安全でおいしい食事を提供することは当然の責務である．それに加えて，学習者の栄養状態を十分に把握して，健康維持・増進，治療・改善の栄養教育計画に基づいた食事の提供や栄養教育を実践していく必要がある．

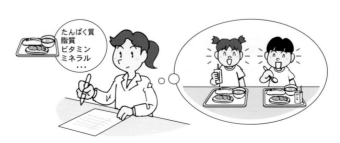

3 情報へのアクセス

　情報へのアクセスとは，地域における栄養や食生活関連の情報，ならびに健康に関する情報の流れ，そのシステム全体を意味する．

　情報の受発信の場は，家庭（家族），保育所，学校や職場などの帰属集団，保健・医療・福祉・社会教育機関，地区組織や非営利民間組織（NPO）などの地域活動の場，マスメディア，インターネットなど多様であり，国内外からの情報がある．

　食に関する情報提供やツール（学習教材・メディア）に関しては，利用者の知識や関心の程度，生活習慣に合わせて，適切に選択して活用できるように，管理栄養士・栄養士などの専門家の一層の資質の向上が求められる．

　情報へのアクセスに関しての最近の用語として，医学界で使用されているインフォームド・チョイス（informed choice；「説明を受けた上での選択」と訳される）がある．これは，一般消費者が健康的な食物を選択するより所となる情報提供という意味合いでとらえられており，一貫して矛盾のない，単純明瞭なメッセージが情報として必須となる．

　また，情報へのアクセス面の環境づくりでは，地域社会全体を視野におき，その中に暮らすより多くの人々が，健康や栄養・食に関する正しい情報を的確に得られるような状況をつくり出すことが重要である．

　様々な場から発信される情報間の矛盾や内容の不一致などを調整して，人々が混乱しないような情報発信の仕組みをつくることが求められる．

　一方では，情報入手の場にアクセスできない人へアクセスが可能になるように，地域内の社会資源の相互連携を図ることも忘れてはならない．

（1）マスメディア，情報端末と食環境づくり

　一般の人々は，健康や食生活に関する情報を主として，マスメディア（テレビ，インターネット，情報誌，ラジオ，新聞など）から得ている．マスメディアによる大量の情報伝達の影響は大きいことを考え，情報源の科学的根拠を明確にして，慎重に扱う必要がある．

　健康増進法では，食品の虚偽・誇大表示を禁止している．マスメディアによる情報提供も，この条項の対象となっていることから，情報の正誤判定に関係する部署において対応する管理栄養士・栄養士の責務は大きい．

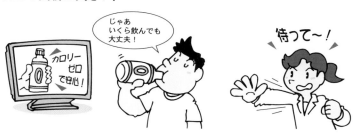

第2章　栄養教育の方法論

（2）広告と食環境づくり

　広告は，消費者の食品選択に影響をおよぼしている．スーパーマーケットやコンビニエンスストアなどサイレントセールスの場ではPOP広告（point of purchase advertising；購買時における広告・情報提供）という形式で情報提供が行われている．これらの情報も，健康増進法第31条の対象となり，正しい広告，情報提供が求められている．

　また，食品の広告は食物の選択やさらには食習慣に影響をおよぼすことから，とくに子どもに対しては，商品の宣伝も含めて，正しい情報を提供する慎重な態度が必要である．

　2004（平16）年に世界保健機構（WHO）が示した「食生活，身体活動と健康に関する世界戦略」の中では，食品広告，とりわけ本人の判断能力が十分に成熟していない子どもに対する食品業界のマーケティング戦略に対して，行政は専門家が適切な対応や働きかけを検討する必要があるとしており，イギリスにおいては，2008（平20）年から不健康な食品を子どもへ宣伝するのを減らそうというジャンクフードに関する食品広告の規制を実施している．

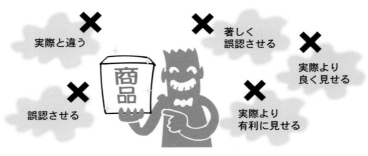

4　食環境に関わる組織・集団への支援と栄養教育

　食生活は日常の生活行動であることから，パーソナルな関係の中で，コミュニケーションが行われる．ライフステージによって，影響を受けるパーソナル・コミュニケーションの相手は変化するが，パーソナルな関係の中で交わされる健康や食に関するコミュニケーションでは，思い込みや勘違い，不適切なものも少なくない．

　このようなことを解消する1つの手段として，人々は家庭が属する地域に存在していることから，食生活改善推進員などのボランティアや公益的な立場の非営利民間組織（NPO）からの栄養教育の支援を受けて，食生活を取り巻く健康上の様々な問題に対処することができる体制づくりが必要となる．

　また，食品関係団体，民間企業などは，採算性の問題はあるが，過度の商業ベースでの展開とならないように，結果として消費者の健康づくりに有益なマーケティングを行うことが望まれる．

　健康づくりのための食環境づくりの取り組みとして，食物へのアクセスと情報へのアクセ

スに関わる関係者，つまり，国，地方公共団体，食品関係団体，民間企業，ボランティア，NPOなどが連携し，栄養・食生活に関する栄養教育の場を共通にもち，環境整備を推進することが重要である．

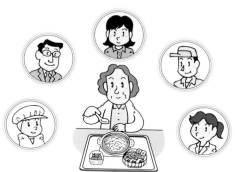

5 食環境整備に関連した法律・制度・施策

「健康づくりのための食環境整備に関する検討会報告書」の中で取り上げられた，食環境整備に関する施策，資源，ツール，取り組みの現状について図2-23に示した．

その後の経過から追加，整理をすると，施策には食育基本法，地域保健法，高齢者の医療の確保に関する法律，農林物資の規格化及び品質表示の適正化に関する法律（JAS法），食品衛生法，特別用途食品制度，保健機能食品制度などが関係している．またツール（学習教材，媒体）では，「食事バランスガイド」が新たに活用されている．

取り組み

より健康的な食物選択を可能にする情報提供システムの整備　←（両者の統合が必要）→　より健康的な食物選択を可能にする食物生産・流通・提供システムの整備

情報へのアクセス

- 学習・相談の場の提供（地域, 学校, 職場, 遊園地など）
- マスメディアによる情報提供
- ホームページによる栄養成分表示などの情報提供

- 外食・給食メニューなどへの栄要成分表示
- 健康に配慮した食物と情報が得られる施設の設営・開設

食物へのアクセス

- 栄養管理された給食の提供
- 健康に配慮したメニュー（ヘルシーメニュー）の提供
- 乳幼児期～高齢期までライフステージに応じた食事・食物の提供
- 食品への栄養素の強化など
- 食品ロスの少ない食事・食物の提供

ツール（学習教材・媒体）	・食事摂取基準　・6つの基礎食品群　・食品成分表　・食生活指針 　　　　　　　　　　　　（Food Guide）　　　　　　　　　　（ビジュアルデザイン）
資源	・管理栄養士, 栄養士　・調理師　・食生活改善推進員　・ヘルスサポーター　・・・ ・関連団体, 機関（健保組合. 国保中央会, 日本栄養士会, 日本食生活協会, 全国飲食業生活衛生同業組合連合会, 日本フードサービス協会. マスメディア, 民間企業, NPO, NGO, （独）国立健康・栄養研究所などの研究機関, 学術団体, 大学・・・
施策	・外食栄養成分表示ガイドライン　・食品の栄養表示基準 ・特定給食施設の栄養管理基準　など ・21世紀の栄養, 食生活あり方検討委員会　・健康日本21　・健康増進法

図2-23 食環境整備に関する施策，資源，ツール，取り組みの現状
（資料：厚生労働省．健康づくりのための食環境整備に関する検討会報告書，2004 より改変）

栄養・食生活についての食環境整備に関して，環境面から広範囲の人々に対して適切な対策を行うためには，それぞれの対策内容に関して，可能な限りわが国独自の科学的根拠となるデータを蓄積していく必要がある．そのためには，関連研究機関，学術団体，大学，行政（国・地域）および食品産業関係団体などが協力しながら調査・研究を積極的に行うことが必須となる．

2015（平27）年の厚生労働省健康局長通知（日本人の長寿を支える「健康な食事」の普及について）を受けて，特定非営利活動法人日本栄養改善学会と日本給食経営管理学会が中心になり，栄養バランスのとれた食事がとりやすい食環境整備の推進を行うことが検討された．

健康な食環境整備を目指した「健康な食事・食環境」推進事業の一環として「健康な食事・食環境認証制度」が2018（平30）年から始動している．この事業は，「健康寿命の延伸」を実現するために，外食や中食でも健康に資する食事の選択がしやすい環境を整え，同時に適切な食事を選択するための情報提供の体制整備を行うことを目的としている．

スマートミール（Smart Meal）の基準を設定して，外食・中食・事業所給食においても健康に資する栄養バランスのとれた主食，主菜，副菜のそろう食事選択ができ，継続的に，健康的な空間（栄養情報の提供や受動喫煙防止などに取り組んでいる環境）で，食事を提供している店舗や事業所を認証する制度である（**巻末資料9，10**）．

さらに，より健康的な食物が，わかりやすく正しい情報を伴って提供されるような仕組みづくり，すなわち，食物へのアクセスと情報へのアクセスの両面を統合した取り組みの推進が求められる．

なお，厚生労働省は2022（令4）年3月に，「健康的で持続可能な食環境戦略イニシアチブ」を立ち上げ，持続可能な開発目標（SDGs）の達成には栄養改善の取組が不可欠であることを強調している．減塩の推進などの栄養面の視点を軸としつつ，環境面に配慮した取組にも焦点を当てたものとして，誰1人取り残さない食環境づくりの日本モデルを構築し，産学官などの力を結集し，日本はもとより，世界の人々の健康寿命の延伸，活力ある持続可能な社会の実現を目指している（**巻末資料16**）．

第2章の課題

❶ 食行動に影響を与える要因についてまとめてみましょう．
❷ 行動変容のための組織づくり・地域づくりへの展開の手段を挙げ，まとめてみましょう．
❸ 食環境の概念について理解をしましょう．
❹ 食環境の定義と食環境の整備の重要性についてまとめてみましょう．
❺ 食物へのアクセス面の食環境づくりと栄養教育について，その場面を挙げて理解をしましょう．
❻ 情報へのアクセス面の食環境づくりと栄養教育に関して，法律・制度・施策を中心に，食品表示制度，栄養表示基準制度についてまとめてみましょう．

栄養教育マネジメント

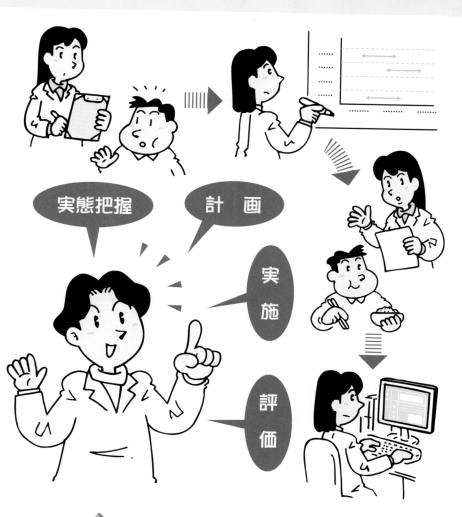

実態把握 計画 実施 評価

この章で学ぶこと

　栄養教育の目的は，人々を健康的で，より適切な食生活を営み，自己管理する力を養う（育てる）ことができるよう支援することです．より効果的な栄養教育を実施，展開するには，一定のルール（マネジメントサイクル）が必要です．

　個人あるいは集団，地域が，栄養や健康上にどのような問題を抱えているかについて知り，その問題の背景を観察し，改善のための目標にそって教育計画を立てます．次に立てた計画に沿って実施し，様々な角度から評価をします．ここではその栄養教育のマネジメント（実態把握，計画，実施，評価，改善）について詳しく学びます．

1 栄養教育マネジメントの概要

　栄養教育マネジメントとは，対象者の健康状態，ライフスタイル，食習慣や食態度，食環境，食行動など栄養上の問題を改善するために，栄養アセスメントをもとに栄養教育を行い，その実施した内容を正しく評価・判定しながら効率的かつ効果的に行う一連のシステムである．栄養教育マネジメントの最終目標（goal）は，対象者が望ましい栄養状態や健康状態へと行動を変容し，その行動が維持・継続化することでQOLを向上させることにある．この目標到達のために繰り返し実施されるプロセスを**マネジメントサイクル**という．このマネジメントサイクルは，1950年代に品質管理の父といわれるエドワード・デミングが開発した PDCAサイクルによって行われる（**p.8**参照）．

　2008（平20）年4月より「特定健診・特定保健指導」が医療保険者に義務化され実施されている．この「特定健診・特定保健指導」の目的は，主として内臓脂肪の蓄積に着目し，健診によって保健指導対象者を抽出し，対象者のもつリスクの数に応じた個別の保健指導を行うことで，その要因となっている生活習慣を改善し，生活習慣病予防を行うことである（**図3-1**）．

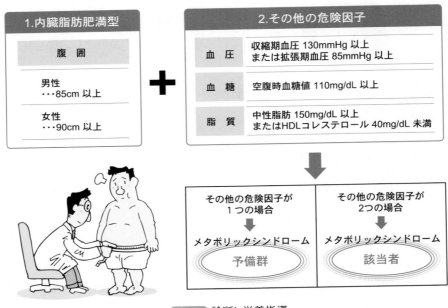

図3-1 診断と栄養指導

「特定健診・特定保健指導」の実践に向けて厚生労働省は，「標準的な健診・保健指導プログラム」を提供しており，このプログラムも PDCA サイクルに基づき行われることが示されている（**図3-2**）．このような過程を通じ実施することで，支援者は対象者に対して食生活や生活習慣に関する意識や行動にどのような影響を与えたか，またその支援は適切であったかなどの評価を行い再確認することが重要である．保健指導の実施により生活習慣病の有病者や予備群の減少を目指した成果が期待される．

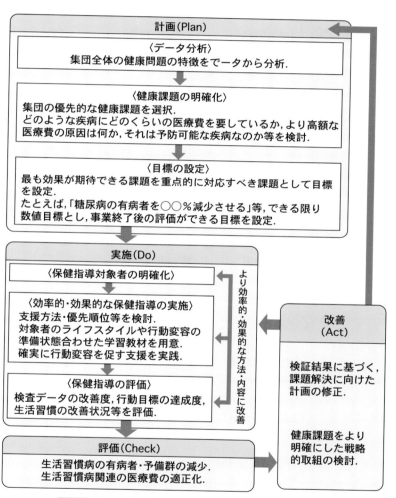

図3-2 保健事業（健診・保健指導）の PDCA サイクル
（資料：厚生労働省，標準的な健診・保健指導プログラム「平成 30 年度版」より作成）

1　プリシード・プロシードモデル

　グリーン（Green,L.W.）らが開発した保健プログラムの企画，実施，評価に関するモデルである．**図3-3**の【第1段階】から【第4段階】までをプリシードと呼び，どのようなプログラムを企画すべきか，様々なレベルでアセスメントを行う．【第5段階】の実施と【第6段階】から【第8段階】までの3つの評価をプロシードと呼ぶ．このモデルの最終目標は，生活の質（QOL）の向上である．

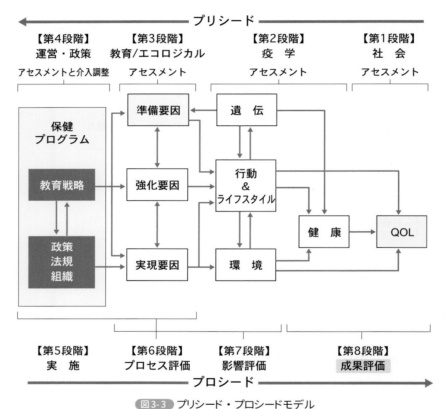

図3-3　プリシード・プロシードモデル
（資料：L.W. グリーン・M.W. クロイター著・神馬征峰訳，実践ヘルスプロモーション，医学書院，2005）

　例えば，地方自治体における糖尿病対策の場合，アセスメントや評価を行うために**表3-1**のような指標を活用することができる．このような指標について現状を調査し，それぞれの指標を全国のデータや同じような規模の自治体のデータと比較して，様々な保健プログラムの優先順位を決めて実施する．その後，プロセス・影響・成果を評価する調査を行い，改善度を検討するという展開が考えられる．

表3-1 地方自治体の糖尿病対策におけるアセスメント・評価のための指標例

アセスメント	構成要素	指標例	評価	
① 社会アセスメント	QOL	糖尿病になるかもしれないという不安を感じる人の割合		⑧成果評価
② 疫学アセスメント	健康	糖尿病患者の数		
	遺伝	糖尿病に関与する遺伝子をもつ人の割合※		⑦影響評価
	行動とライフスタイル	カロリー制限をしている人の割合		
	環境	カロリー表示のある飲食店の割合		
③ 教育／エコロジカル・アセスメント	準備要因 強化要因 実現要因	糖尿病について知っている人の割合 糖尿病予防の食事を家族が知っている人の割合 糖尿病について学習する機会の数	⑥プロセス評価	
④ 運営・政策アセスメント	教育戦略 政策, 法規, 組織	日時, 場所, スタッフの数, 予算 スポンサー, 支援団体の数		

※なお，遺伝に関する研究成果はまだ実際に使えるレベルにはない．

2 ソーシャルマーケティング

　ソーシャルマーケティング（social marketing）は，商業分野における学問や方法論を行政や医療，教育関連などの非営利組織関連の活動に応用した手法である．例えば公衆衛生や地域保健分野でのソーシャルマーケティングの活用として，健康の維持・増進を目指した栄養改善活動，循環器疾患の予防，禁煙の推進，予防接種の普及などの例がある．

　ソーシャルマーケティングは，企業などで便益や利潤を重視する商業マーケティングとは異なり，対象集団に属する個人の便益（メリット）や社会，地域の人々の福祉の向上を重視するものである．ソーシャルマーケティングには，以下のような特徴があげられる．

- 基本的な考え方として，対象となる集団が中心であるということ．また対象集団が主要な役割をもつ計画とすること．
- 対象集団の人々の自発的な行動変容を目的とする．さらには行動変容の結果，形成された新しい価値観を社会全体へ普及していくことも望まれる．
- マーケティング・ミックス（4P）と呼ばれる4つの項目を考え，計画を立て実施していく．

プロダクト（Product, 製品）：採用してもらいたい行動や考え方

プライス（Price, 値段）：行動を起こすときの支払いや障害

プレイス（Place, 場所）：行動を起こす場所

プロモーション（Promotion, 販売促進）：行動を促す工夫

- 対象集団の人々の満足だけではなく，マーケティングに関わる組織にとっても満足をもたらすような関係性を築いていくことが重要視される．

2 健康・食物摂取に影響をおよぼす要因のアセスメント

1 栄養アセスメントとは

　栄養アセスメントとは，対象者の栄養状態，健康状態，食生活状態を客観的・総合的に評価・判定することである．対象者に効果的な栄養教育を行うための栄養アセスメントは対象者の実態を正確に把握し，栄養に関してリスクをもつ者の課題抽出のために重要な作業である．栄養アセスメントは，栄養状態の客観的指標としてその目的から次の3つに分類できる（**表3-2**）．

表3-2 栄養アセスメント

分 類	目 的（特 徴）	指 標
静的栄養アセスメント	対象者のある一時点における栄養状態を身体計測や臨床検査から評価し，摂取した栄養素の過不足や疾病特有の栄養状態を把握することができる．	身体計測項目の体重，上腕筋囲，皮下脂肪厚，腹囲など，血液生化学検査では血清アルブミン，血中コレステロール，血清ヘモグロビンA1cなど比較的代謝回転の遅い（半減期が長い）臨床検査項目が用いられる．
動的栄養アセスメント	栄養ケア開始後の効果の評価を含め，経時的な栄養状態の変化を評価するものである．	血液生化学検査では代謝回転の速い，つまり半減期の短いたんぱく質（RTP）であるトランスフェリン，レチノール結合たんぱく質，プレアルブミン（トランスサイレチン）やたんぱく質代謝動態としての窒素平衡，筋肉の異化判定に用いる尿中3-メチルヒスチジン，生理学検査では間接熱量測定として安静時代謝量や呼吸商などが用いられる．
予後判定栄養アセスメント	様々な栄養アセスメント指標を組み合わせて，予後あるいは種々の治療効果を評価する．	上腕三頭筋皮下脂肪厚，血清アルブミン，血清トランスフェリン，遅延型皮膚過敏反応（DCH）の組み合わせによる予後栄養指数（PNI）や上腕筋囲，レチノール結合たんぱく質，プレアルブミン，精製ツベルクリンたんぱく質（PPD）皮内反応の組み合わせによる総合栄養評価指数（NAI）などがある．

RTP：rapid turnover protein
DCH：delayed cutaneous hypersensitivity
PNI：prognostic nutritional index
PPD：purified protein derivative of tuberculin
NAI：nutritional assessment index

2 栄養アセスメントの目的

栄養アセスメントの目的は主に以下のとおりである.

- 栄養支援者が, 栄養教育の実施にあたり計画を立てるために行う情報収集である.
- 対象者の特性, ニーズおよび QOL を把握し, 効果的な栄養教育の目標, 計画を立て, 実施のために必要なプロセスである.
- 栄養アセスメントの結果は, 栄養教育実施後の評価, つまり栄養教育を実施することにより, どの程度の効果・改善があったかを評価する. 評価の結果, 問題があれば計画を修正する. そのためには栄養教育の実施前だけでなく, 事後にも栄養アセスメントを実施するとよい.

3 栄養アセスメントの種類と方法

栄養教育における栄養状態の評価・判定には, 対象者の身体状況の把握として身体計測, 臨床検査, 臨床診査があり, 栄養素などの摂取状況を把握するための食事調査がある. これらを適宜組み合わせて対象者の QOL の向上に向けて栄養教育を計画, 実施していく. 表3-3 は, 栄養教育における栄養状態や肥満・低体重（やせ）の判定を行う対象者別による体格指数を示す.

表3-3 体格指数

体格指数	計算方法	判定基準	備考
B M I	体重 (kg) ／ {身長 (m)}^{2}	低体重（やせ）： < 18.5 普通体重：18.5 ≦～< 25 肥満：25 ≦～	国際的指標であり, 22 で有病率は最低となる
肥満度 (%)	実測体重 (kg) －標準体重 (kg) ／ 標準体重 (kg) × 100 標準体重 (kg) = {身長 (m)}^{2} × 22	低体重： <-10 普通体重：-10 ≦～< 10 過体重：10 ≦～< 20 肥満：20 ≦～	
ウエスト／ ヒップ比	ウエスト (cm) ／ヒップ (cm)	肥満：0.9 ≦～	上体肥満： 　男性 1.0 ≦～ 　女性 0.8 ≦～ 下体肥満：0.7 ≧～
ブローカ指数	体重 (kg) ／ {身長 (cm) － 100} × 100	低体重： < 90 普通体重：90 ≦～< 110 過体重：110 ≦～< 120 肥満：120 ≦～	低身長者に厳しく, 高身長者に甘い評価の欠点がある
ローレル指数	体重 (kg) ／ {身長 (cm)}^{3} × 10^7	低体重： < 100 普通体重：100 ≦～< 140 過体重：140 ≦～< 160 肥満：160 ≦～	身長別に判定が異なる場合がある
カウプ指数	体重 (g) ／ {身長 (cm)}^{2} × 10	低体重： < 15 普通体重：15 ≦～< 18 過体重：18 ≦～< 20 肥満：20 ≦～	通常生後 3 か月から用いる 男児は女児より高い数値を示す

（1）身体計測

　身体計測は，健康状態や栄養状態，体組成の評価・判定に有用な指標である．身長，体重，皮下脂肪厚，上腕筋囲，上腕筋面積，腹囲，体脂肪量などがあり，比較的簡便で頻回なる測定が可能である．身長と体重の測定値から BMI などの体格指数を求めることができる（**表3-3**）．さらに体重の変化は，過栄養や低栄養，小児における発育状態の評価，たんぱく質や脂質代謝異常，肝機能や腎機能異常など様々な疾病に関する重要な情報源となる．肥満の判定と肥満症の診断基準を**図3-4**に示す．

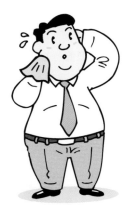

肥満の定義	脂肪組織に脂肪が過剰に蓄積した状態で，体格指数(BMI=体重[kg]/身長[m]^2)≧25のもの

肥満度分類

BMI(kg/m²)	判　定	WHO基準
＜18.5	低体重	Underweight
18.5≦～＜25	普通体重	Normal range
25≦～＜30	肥満（1度）	Pre-obese
30≦～＜35	肥満（2度）	Obese class I
35≦～＜40	肥満（3度）	Obese class II
40≦～	肥満（4度）	Obese class III

注1）ただし，肥満（BMI≧25）は，医学的に減量を要する状態とは限らない．なお，標準体重（理想体重）はもっとも疾病の少ないBMI22を基準として，標準体重(kg)=身長(m)^2×22　で計算された値とする．

注2）BMI≧35　を高度肥満と定義する．

肥満症の診断　肥満と判定されたもの（BMI≧25）のうち，以下のいずれかの条件を満たすもの．
1. 肥満に起因ないし関連し，減量を要する（減量により改善する，または進展が防止される）健康被害を有するもの
2. 健康被害を伴いやすい高リスク肥満　ウエスト周囲長のスクリーニングにより内臓脂肪蓄積を疑われ，腹部CT検査によって確定診断された内臓脂肪型肥満

図3-4　肥満の判定と肥満症の診断基準
（資料：肥満症診療ガイドライン2016，日本肥満学会より）

　肥満症とは，肥満のうち種々の健康障害と関連し，医学的に減量を必要とする病態であり，疾患単位として取り扱われる．
　軽度な高血糖や脂質異常であっても内臓脂肪の蓄積が原因の場合は心血管疾患の高リスクであり，早期の生活習慣改善による体重減少が有効である．肥満症診断のフローチャートを**図3-5**に示す．

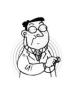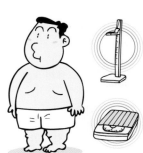

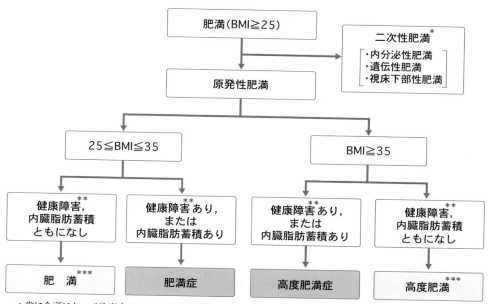

肥満（BMI≧25）

二次性肥満[*]
・内分泌性肥満
・遺伝性肥満
・視床下部性肥満

原発性肥満

25≦BMI≦35　　　BMI≧35

健康障害[**]，
内臓脂肪蓄積
ともになし

健康障害[**]あり，
または
内臓脂肪蓄積あり

健康障害[**]あり，
または
内臓脂肪蓄積あり

健康障害[**]，
内臓脂肪蓄積
ともになし

肥　満[***]　　　肥満症　　　高度肥満症　　　高度肥満[***]

*常に念頭において診療する　　**下左表の1に相当　　***肥満,高度肥満でも減量指導は必要

肥満に起因ないし関連し，減量を要する健康障害	二次性肥満（症候性肥満）についての考え方
1.肥満症の診断基準に必須な健康障害 ● 耐糖能障害（2型糖尿病・耐糖能異常など） ● 脂質異常症 ● 高血圧 ● 高尿酸血症・痛風 ● 冠動脈疾患：心筋梗塞・狭心症 ● 脳梗塞：脳血栓症・一過性脳虚血発作（TIA） ● 非アルコール性脂肪性肝疾患（NAFLD） ● 月経異常・不妊 ● 閉塞性睡眠時無呼吸症候群（OSAS）・肥満低換気症候群 ● 運動器疾患：変形性関節症（膝・股関節）・変形性脊椎症・手指の変形性関節症 ● 肥満関連腎臓病 - **2.診断基準には含めないが，肥満に関連する健康障害** ● 悪性疾患：大腸がん，食道がん（腺がん），子宮体がん，膵臓がん，腎臓がん，乳がん，肝臓がん ● 良性疾患：胆石症，静脈血栓症，肺塞栓症，気管支喘息，皮膚疾患，男性不妊，胃食道逆流症，精神疾患 - **3.高度肥満症の注意すべき健康障害** ● 心不全 ● 呼吸不全 ● 静脈血栓 ● 閉塞性睡眠時無呼吸症候群（OSAS） ● 肥満低換気症候群 ● 運動器疾患	日常診療では，肥満と判定した場合，下記の二次性肥満について考慮する必要がある．これについて，原発性肥満（単純性肥満）と同様に，肥満に起因ないし関連する健康障害の判定を行うが，その治療は主として原因疾患の要因に対して行う必要がある． 〈二次性肥満〉 ● 内分泌性肥満 　・Cushing症候群 　・甲状腺機能低下症 　・偽性副甲状腺機能低下症 　・インスリノーマ 　・性腺機能低下症 　・Stein-Leventhal症候群 ● 遺伝性肥満（先天異常症候群） 　・Bardet-Biedl症候群 　・Prader-Willi症候群 ● 視床下部性肥満 　・間脳腫瘍 　・Frolich症候群 　・Empty sella症候群 ● 薬物による肥満 　・向精神薬 　・副腎皮質ホルモン

図3-5 肥満症診断のフローチャート

（資料：肥満症診療ガイドライン2016，日本肥満学会より）

第3章
栄養教育マネジメント

（2）臨床検査

　栄養アセスメントでの臨床検査には，まず生理学検査として血圧，骨量（二重エネルギー X 線吸収測定法：DEXA 法，超音波法），エネルギー代謝量（間接熱量測定，二重標識水法），心電図，肺機能などがある．これらは対象者の機能的変化を直接測定検査し，評価・判定する方法で，栄養状態や病態を把握するのに有効な指標である．一方，生化学検査は，血液や尿，便，その他の体液などの生体試料を生化学的手法により検査する．血液一般検査では，赤血球，白血球，血小板，リンパ球などの性状を調べ，貧血の種類や炎症性疾患の情報を得ることができる．また，血液生化学検査では，血液の血清を分析することで糖代謝やたんぱく質代謝，脂質代謝，電解質代謝，腎機能，肝機能など臓器の機能を検査し，疾病の診断や栄養状態を把握することができる．表 3-4 には高血圧治療計画における生活習慣の修正項目を示す．

表3-4 高血圧治療計画における生活習慣の修正項目

1. 食塩制限：6 g ／日未満
2. 野菜・果物の積極的摂取*
　飽和脂肪酸，コレステロールの摂取を控える．
　多価不飽和脂肪酸，低脂肪乳製品の積極的摂取
3. 適正体重の維持：BMI（体重 [kg] ÷身長 [m]^2）25 未満
4. 運動療法：軽強度の有酸素運動（動的および静的筋肉負担運動）を毎日 30 分，または 180 分／週以上行う．
5. 節酒：エタノールとして男性 20 ～ 30 mL ／日以下，女性 10 ～ 20 mL ／以下に制限する．
6. 禁酒

● 生活習慣の複合的な修正はより効果的である．
＊カリウム制限が必要な腎障害患者では，野菜・果物の積極的摂取は推奨しない．
　肥満や糖尿病患者などエネルギー制限が必要な患者における果物の摂取は 80 kcal ／日程度にとどめる．

（資料：高血圧治療ガイドライン 2019，日本高血圧学会より）

（3）臨床診査

　臨床診査とは，対象者の身体状況や栄養状態を評価するために直接面接し，問診やアンケート調査，触診や聴診，視診，打診による身体観察を行うことである．これらは対象者へ多大な負担をかけることなく情報を収集することができる．問診やアンケート調査では，視診ではわからない主訴（自覚症状のうち主要なもの），現病歴，既往歴，家族歴，治療歴，服薬状況，アレルギーの有無などについて質問し，過去から現在に至るまでの身体状況，遺伝的要因や体質などの情報を聴取する．触診では浮腫や甲状腺，リンパ腺の腫脹の有無，皮膚の性状などを観察把握する．また，視診では，全体的な外観，顔貌（がんぼう），体格，発育度，皮膚，爪，毛髪，眼，口唇，歯，上肢，下肢などを観察する．

（4）食事調査

　食事調査は，対象者が摂取する食事から食品の種類や摂取量および各種栄養素摂取量を推定するために行う．食事調査の評価をもとに対象者の栄養状態を把握することができ，栄養教育を行う上では対象者の食生活に対する意識を高め，食行動の変容を促すきっかけとなる．

　食事調査は，摂取量の個人内変動（日差）が大きく，調査要素の食品が多岐にわたることからその妥当性が低く，時においては対象者の過少申告や過大申告が生じることが知られており，実施においては注意が必要である．

　食事調査の方法としては，食事記録法，陰膳法（分析法または材料買い上げ法），24時間思い出し法，食物摂取頻度調査法，食事歴法などがある．いずれの方法にも長所や短所があるので，食事調査の実施においては対象者の特徴を考慮し，より正確に把握できる方法を選択することが大切である（**表3-5**）．

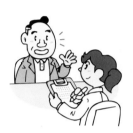

表3-5 食事調査法の分類と長所・短所

	長　　所	短　　所
食事記録法	**① 秤量記録法** ・対象者の記憶に依存しない ・精度が高くゴールドスタンダードともいわれる	・対象者の負担が大きい ・調査実施による食事内容への影響がある ・簡便性は低い ・経費はある程度かかる ・栄養価算定における誤差は食品成分表を用いるため，ある程度生じる
	② 目安量記録法 ・対象者の記憶に依存しない	・調査者の負担はやや大きい ・調査者の能力による誤差がある ・栄養価算定における誤差は食品成分表を用いるため，ある程度生じる
陰膳法（分析法）	・対象者の記憶に依存しない ・摂取食品重量は正確である ・栄養価算定における誤差はない	・対象者の負担が大きい ・調査実施による食事内容への影響がある ・経費がかなりかかる
24時間思い出し法	・対象者の負担は比較的小さい ・調査実施による食事内容への影響はない	・対象者の記憶に依存する ・調査者の能力による誤差がある ・経費はある程度かかる
食物摂取頻度調査法	・対象者の負担が小さい ・簡便性が高い ・調査実施による食事内容への影響はない ・調査者の能力による誤差はない	・対象者の記憶に依存する ・経費はある程度かかる ・得られる結果は質問項目や選択肢に依存する ・栄養価算定における誤差は食品成分表を用いるため，ある程度生じる
食事歴法	・経費が安い ・調査者の負担は小さい	・対象者の記憶に依存する ・得られる結果は質問項目や選択肢に依存する ・栄養価算定における誤差は食品成分表を用いるため，ある程度生じる

　図3-6には食事調査実施における調査対象物・調査対象期間と調査法を示す．対象者の習慣的（1か月以上）な摂取状態を把握する場合には，食物摂取頻度法や食事歴法が有効であると考えられている．図3-7には，調査日数と対象者数からみた調査法選択の1つの基準を示す．また，この基準の他に目標とする精度や対象者特性，実施可能性なども参考とすることが望ましい．

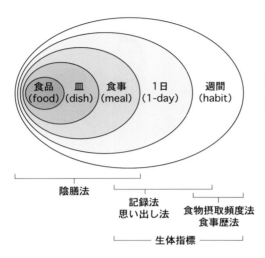

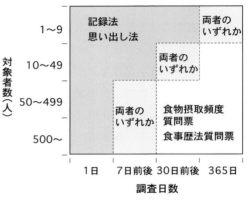

他に，目標とする精度や対象者特性，実施可能性などを参考にして決める．

図3-6 調査対象物・調査対象期間と調査法

図3-7 肥満調査日数と対象者からみた
　　　 調査法選択の基準

（資料：佐々木敏，「わかりやすいEBNと栄養疫学」，同文書院，2010より）

4 情報収集の方法
（質問紙法，個人面接法，集団面接法，フォーカスグループ，観察法，2次データの利用）

　栄養教育を行うためのアセスメント情報には，対象者の身体状況，自覚症状，食生活状況，生活環境などがあり，収集した情報から対象者の実態を把握しなければならない．多くの情報の中から信頼できる適切な情報を選択し，問題点の抽出・明確化を行う．なお，情報収集を行う際には，事前に対象者の了解を得るとともに，得られた個人情報の取り扱いには十分注意し守秘義務を遵守する．情報収集の方法と主な種類を表3-6に示す．

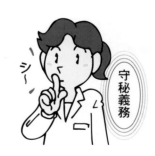

表3-6 情報収集の方法と主な種類

情報収集の方法	主な種類		主な内容
実測法	身体計測		身長，体重，BMI，体脂肪率，腹囲，皮下脂肪厚など
	生理学検査		安静時代謝量，呼吸商など
	生化学検査		尿検査，血液一般検査（赤血球数，白血球数など），血液生化学検査（総たんぱく質，アルブミン，総コレステロールなど）など
	食事記録法	秤量記録法	摂取したすべての飲食物の種類とその量を，その都度，秤（スケール）を用いて記録する．
		目安量記録法	実際の計量をせず，食品を通常数える単位（個，枚，杯など）で記録し，それを基に栄養士などが重量に換算する．秤量記録法に比べると誤差が大きい．
質問紙法	集合法		対象者に会場に集まってもらい，対象者が直接記入する．回収率は非常に高いが，調査員の影響を受ける．対象者の特定は，面接聞き取り法よりはされにくい．
	面接聞き取り法		面接者が個別に聞き取りをして記入する．回収率は高いが，時間，費用がかかる．
	郵送法		調査票を配布して記入してもらい，後日郵送してもらう．無記名にすると真実を回答してもらいやすい．
	電話調査法		電話で調査員が聞き取りをして記入する．調査員の影響がでないとはいえない．短期間にその時点での調査ができる．
	留置き法（配票法）		調査票を配布して対象者に記入してもらい，後日回収する．回収率は比較的高い．
個人・集団面接法	食物摂取状況調査	24時間思い出し法	調査前日の1日（24時間）に摂取した内容すべてを思い出し，目安量で面接者に示す．対象者の記憶力や説明方法，面接者の聞き取り方法によって，結果の精度は大きく異なる危険性がある．
		食物摂取頻度調査法	長時間にわたる平均的な食物摂取状況を把握できる．質問票などを用いてそのリスト中にある食品の摂取頻度などについて選択回答する．対象者の負担も少なく，調査も簡便である．コンピュータ処理が可能なため，多人数の調査に向いている．
	フォーカスグループ法		集団が，ある調査家計画の下に集まって話し合い，意識，意見を聞き取る．
観察法	臨床検査		現在の健康状態や食欲，疲労感などの自覚症状と，視診などによる他覚症状．
	日常生活動作（ADL）		運動の実施状況など
	食事状況		食欲や食嗜好など

（資料：管理栄養士国家試験教科研究会編，管理栄養士受験講座 栄養教育論，第一出版，p.43，2007，一部改変）

（1）実測法

　対象者に身体計測（身長，体重など），生理学検査（血圧，安静時代謝量など），臨床検査（血液，尿検査など），食事調査（秤量記録法，陰膳法など）などの調査を実施し，データを得る方法である．測定する対象者の栄養状態を客観的に評価できるが，測定用の場所，機器類，費用，時間や労力などの問題がある．

（2）質問紙法

　質問紙や調査票を用いて対象者のデータを収集する方法である．方法としては集合法（自記式記入法），面接聞き取り法，郵送法，電話調査法，留置き法などがある．質問形式は，質問に対する回答を複数または2つだけ用意し，対象者に選択してもらう方法と対象者の意見や感想など自由に記入してもらう方法がある．標準的な質問票の例を**表3-7**に示す．

表3-7　標準的な質問票

		質問事項	回答
1-3		現在，aからcの薬の使用の有無　＊医師の判断・治療のもとで服薬中のものを指す．	
	1	a. 血圧を下げる薬	①はい　　②いいえ
	2	b. 血糖を下げる薬又はインスリン注射	①はい　　②いいえ
	3	c. コレステロールや中性脂肪を下げる薬	①はい　　②いいえ
4		医師から，脳卒中（脳出血，脳梗塞など）にかかっているといわれたり，治療を受けたことがありますか．	①はい　　②いいえ
5		医師から，心臓病（狭心症，心筋梗塞など）にかかっているといわれたり，治療を受けたことがありますか．	①はい　　②いいえ
6		医師から，慢性腎臓病や腎不全にかかっているといわれたり，治療（人工透析など）を受けていますか．	①はい　　②いいえ
7		医師から，貧血といわれたことがある．	①はい　　②いいえ
8		現在，たばこを習慣的に吸っている． （※「現在，習慣的に喫煙している者」とは，「合計100本以上，又は6か月以上吸っている者」であり，最近1か月間も吸っている者）	①はい　　②いいえ
9		20歳の時の体重から，10kg以上増加している．	①はい　　②いいえ
10		1回30分以上の軽く汗をかく運動を週2日以上，1年以上実施	①はい　　②いいえ
11		日常生活において歩行又は同等の身体活動を1日1時間以上実施	①はい　　②いいえ
12		ほぼ同じ年齢の同性と比較して歩く速度が速い．	①はい　　②いいえ
13		食事をかんで食べる時の状態はどれにあてはまりますか．	①何でもかんで食べることができる ②歯や歯ぐき，かみあわせなど気になる部分があり，かみにくいことがある ③ほとんどかめない
14		人と比較して食べる速度が速い．	①速い　　②ふつう　　③遅い
15		就寝前の2時間以内に夕食をとることが週に3回以上ある．	①はい　　②いいえ
16		朝昼夕の3食以外に間食や甘い飲み物を摂取していますか．	①毎日　　②時々 ③ほとんど摂取しない
17		朝食を抜くことが週に3回以上ある．	①はい　　②いいえ
18		お酒（日本酒，焼酎，ビール，洋酒など）を飲む頻度	①毎日　　②時々 ③ほとんど飲まない（飲めない）
19		飲酒日の1日当たりの飲酒量 日本酒1合（180ml）の目安：ビール500ml，焼酎25度（110ml），ウイスキーダブル1杯（60ml），ワイン2杯（240ml）	①1合未満　　②1～2合未満 ③2～3合未満　　④3合以上
20		睡眠で休養が十分とれている．	①はい　　②いいえ
21		運動や食生活などの生活習慣を改善してみようと思いますか．	①改善するつもりはない ②改善するつもりである 　（概ね6か月以内） ③近いうちに（概ね1か月以内）改善するつもりであり，少しずつ始めている ④既に改善に取り組んでいる 　（6か月未満） ⑤既に改善に取り組んでいる 　（6か月以上）
22		生活習慣の改善について保健指導を受ける機会があれば，利用しますか．	①はい　　②いいえ

（資料：厚生労働省：標準的な健診・保健指導プログラム「平成30年度版」から）

（3）個人面接法

　調査者と対象者が 1 対 1 または 1 対 2（対象者の家族も含む場合）で面接を行い，対象者からデータを収集する方法である．対象者の詳細なる状況把握ができるが，時間，労力などがかかる．

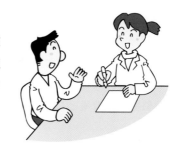

（4）集団面接法

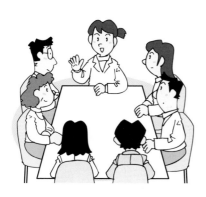

　集団で面接を行う方法である．集団面接法の 1 つにフォーカスグループ法がある．同じような背景をもつ集団（6 〜 12 人）を複数つくり，司会者が対象者に対して座談会形式でインタビューを行い，意識や意見，行動などについて思う存分話し合い，聞きたいことを徹底的に聞くという方法である．複数の意見を求めることで幅広い情報を得ることができるが，面接者のインタビュースキルが必要であり，個人の状況把握が難しいといった問題がある．

（5）観察法

　対象者の健康・栄養状態を身体状況，自他覚症状あるいは行動などによって観察し，評価・判定する方法である．観察者の主観が入りやすく，また対象者も観察されていることを意識し，自然な行動観察が困難な場合がある．

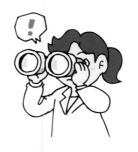

（6）2 次データの利用

　栄養アセスメントを実施し，対象者の実態を把握するためには，食事や栄養，医療的背景に限らず社会，経済，文化的背景も視野に入れる必要がある．健康増進，疾病予防，環境衛生などの保健統計や健康・栄養調査データなども栄養アセスメントに取り入れ活用することができる．

5　行動記録，行動分析

(1) 行動記録

　対象者が行動変容を目的として，食事の時間や内容などの食行動を自ら観察，記録，評価する（セルフモニタリング）ことを示す．それらの記録は，方法の是非や対象者の努力など実際の行動変容の情報として重要である．セルフモニタリングの実施方法については **p.45** を参照.

(2) 行動分析

　栄養教育における行動分析は，対象者の状況に応じて行動科学の理論やモデルを利用する．中でも認知理論とともに学習理論の1つである刺激－反応理論を理解するには，レスポンデント条件づけやオペラント条件づけの原理を良く理解し行動分析を行う（**p.27** 参照）.

6　個人要因（知識，スキル，態度，行動）のアセスメント

(1) 知識，スキル

　対象者が適切な食生活のあり方や健康，身体活動などに関する正しい知識をどの程度もっているか問診票などを用いて把握する．その他にも検査値に関する知識，検査値と飲酒，喫煙，外食の頻度，運動との関係に関する知識，サプリメントや薬剤の働きに関する知識，調理技術（スキル），選択肢の中から最良のものを選択できる意識決定スキル，問題発生時における問題解決スキルなど把握しなければならない.

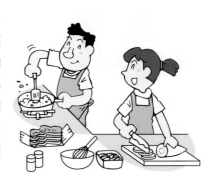

(2) 態度，行動

　食行動や食態度は，個人差も大きく多様である．食事の規則性，欠食の状況，早食い，大食い，情動的摂食の有無など対象者自身も気付いてないことが多い．従って支援者は，対象者の食行動の特性である「くせ」や実際の食行動との「ずれ」，食に関する考え方の相違などを把握し，対象者に応じた栄養教育を行う必要がある．さらに自分にもできるという自信（自己効力感）をもたせ，行動変容がどの段階（ステージ）であるかを把握し，対象者主体の支援を行う（**p.31** 図 2-7 参照）.

7 環境要因（家庭，組織，地域）のアセスメント

　健康増進を進めるうえで，対象者を取り巻く環境は大きく影響を与える．栄養教育においても対象者の食環境を調査し，問題点を明らかにすることが重要である．食環境調査における指標には地域，自然，産業，経済，人口構成，食物の主な入手先（スーパー，コンビニエンスストア，飲食店，宅配など），食関連情報の主な入手先（家族，インターネット，職場，マスメディア，学校，地域など）がある．最近ではこのような情報は容易に入手しやすい環境にあることから，支援者は正しい情報を見抜くスキルを体得し，誤った情報に惑わされないようにして対象者へ正しい情報の提供をすることが大切である．

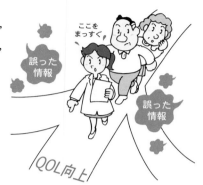

8 優先課題の特定

　栄養教育を行うためには，まず対象者の栄養アセスメント（身体計測，臨床診査，臨床検査，食事調査）評価から問題点を抽出する．また，対象者の食行動から問題行動を明確にし，その食行動と関連する食知識，食態度，食関連スキル，食環境を探り，解決すべき重要事項を選定し，優先順位をつける．具体的には，臨床検査において危険度，重篤度が高い項目は何か，その中でも早急に改善が要求される課題は何か，課題に影響をおよぼしている栄養，生活の問題は何か，根本的問題点は何かなどである（図3-8）．

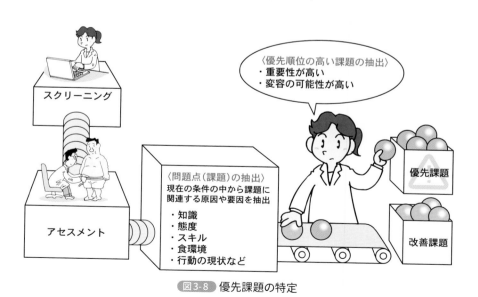

図3-8　優先課題の特定

3 栄養教育の目標設定（指導プランの立て方）

　栄養教育の実施にあたり支援者は，対象者の健康および身体状況のアセスメント結果より抽出された問題点を明確にし，対象者が自ら問題点の改善ができるよう栄養教育計画を立てる．それは対象者が目指す目標に向けて行動を変容し，習慣化できるよう支援することである．

1 目標設定の意義と方法

　栄養教育の目的は，対象者の問題点を解決するために，行動変容を通じて QOL を向上させることにある．そのためには「健康になる」といった漠然とした目標ではなく，例えば「1か月に体重を 1 kg 減量させる」といった具体的な頻度および数値として評価できるものを目標とする．目標設定は，対象者の行動変容のための士気を高め，目標到達の際の達成感をもたらすことが考えられる．目標は対象者の食事を含めたライフスタイルを重視し，対象者の意思や意向を尊重しながら，より達成しやすい目標から設定することが大切である．目標設定の方法は，まず長時間かけて改善していく総括的な長期目標を設定し，次に長期目標達成のために一定期間に達成したい中期目標を決定する．そして対象者が容易に短期間で達成できる具体的な目標である短期目標を設定する（図 3-9）．

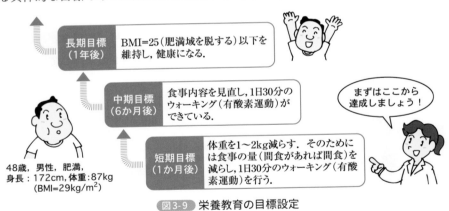

長期目標（1年後）：BMI＝25（肥満域を脱する）以下を維持し，健康になる．

中期目標（6か月後）：食事内容を見直し，1日30分のウォーキング（有酸素運動）ができている．

短期目標（1か月後）：体重を1〜2kg減らす．そのためには食事の量（間食があれば間食）を減らし，1日30分のウォーキング（有酸素運動）を行う．

48歳，男性，肥満，身長：172cm，体重：87kg（BMI＝29kg/m²）

まずはここから達成しましょう！

図3-9 栄養教育の目標設定

2 実施目標の設定

　実施目標とは，学習目標や環境目標の達成に必要な実施に関する目標である．栄養教育プログラムへの参加者数，学習者の満足度などが含まれる．

（1）長期目標の設定

　長くとも 1 年以内に達成できるような食習慣および生活習慣の改善を目指すことを目標とする．また長期目標は，最終的に対象者の QOL の向上や検査データの改善などを目指し

た到達目標（goal）でもある.

（2）中期目標の設定

　数ヶ月から6か月程度続けられるような目標として
設定する. 短期目標が維持, 継続できることを確認し
た後で, 対象者がより改善へ向け達成できる目標を設
定する.

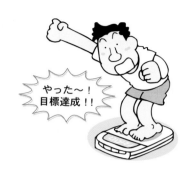

やった〜！
目標達成！！

（3）短期目標の設定

　数週間から1か月, 長くても3か月以内に実行可能な目標とする. 短期目標は行動目標
ともいわれる. 対象者が無理なく実行でき, 達成しやすい食習慣や生活習慣の改善を目標と
して設定する.

3 学習目標（知識, スキル, 態度）

　学習目標は, 対象者の長期目標を goal として達成するための方向性を示した目標であ
る. 目標設定には, 対象者の食に関する知識（食知識）や社会的能力, 調理スキル, 食品
選択スキル, 問題行動をもたらす要因を理解し, 改善しようとする意欲をもつ態度（食態
度）などが関連する. 支援者は, 対象者が健康や栄養に関する知識やスキルのレベルを高め,
実践的な行動の変容に必要な態度の形成を目指す学習目標を立て, 支援することが大切で
ある.

4 行動目標

　対象者の行動の変化に関わる個別目標は, 行動目標ともい
われる. 行動目標は, 自分の健康状態や普段のライフスタイ
ルを見直すことで問題点を明確にし, 問題点の改善のために
少しの努力で何とかできそうなことを具体的に「何を, どの
程度, いつまでに」達成するか, 例えば「早朝に毎日30分
散歩することを習慣化する」といった短期目標などがある.

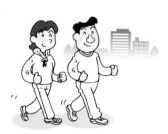

5 環境目標

　食環境は, 行動変容を継続させる上においても重要である. 問題点を改善し, 健康的な食
生活を継続するためには, 対象者を取り巻く家族や友人, あるいは同僚などにどのように協
力してもらうか, 食物や食生活関連情報の入手はどのようにするか, また地域のグループ活
動への参加機会を作り, どのように周囲の人々の支援を受けるかといった食環境に関する目
標である.

6 結果（アウトカム）目標

　身体的および臨床的栄養評価に改善がみられ，最終目標である QOL の向上を目指して設定する栄養教育の成果に関する目標である．目標の設定には，検査データの数値や目標体重など測定可能な指標を用いる．例えば「体重を 6 か月後には 55 kg にする」，「中性脂肪を 150 mg/dL 未満にする」などである．

❀ 栄養教育実践例 ❀

　T 小学校に勤務する女性の教員，年齢は 56 歳，身長 158 cm，体重 53 kg，夫（58 歳）と 2 人暮らし．2 人の子どもはともに社会人として自立している．

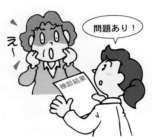

総コレステロール	：260 mg/dL
LDL-コレステロール	：180 mg/dL
HDL-コレステロール	：55 mg/dL
中 性 脂 肪	：130 mg/dL

　2，3 年前から血液生化学検査で LDL-コレステロール値が高めであることを指摘されていたが，自覚症状もなく仕事が忙しいため放置していた．
　しかし最近受診した健康診断で，再検査を勧められ，これ以上の放置は脂質異常症の発症につながると指摘され，健診時に管理栄養士の栄養指導を受け，食生活の改善および運動の実施を決意した．

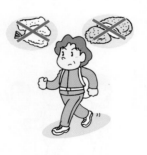

　最終目標は LDL-コレステロールを減少させること．短期目標は夕食の時間をなるべく 19 時までとし，揚げ物は食べない．運動は毎日の通勤で往復 50 分のウォーキングを行うこととした．

6 か月後に再検査した血液生化学検査の結果

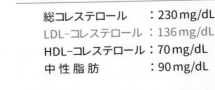

総コレステロール	：230 mg/dL
LDL-コレステロール	：136 mg/dL
HDL-コレステロール	：70 mg/dL
中 性 脂 肪	：90 mg/dL

　最終目標である LDL-コレステロールの低下が認められ，引き続き食事と運動による生活習慣の改善に努めることとなった．

4 栄養教育計画の立案

　栄養教育は，管理栄養士・栄養士が学習者に対して働きかける教育的な営みの1つである．栄養アセスメントから，優先順位の高い課題を抽出し，改善にむけた栄養補給計画，栄養教育計画，他の専門領域との連携による栄養ケア計画を作成し，それをもとに栄養教育の実施，評価へと展開する．栄養ケアプロセス（NCP）における栄養介入は，「食物・栄養提供」，「栄養教育」，「栄養カウンセリング」，「栄養ケアの調整」の4つの項目で構成されており，栄養上の問題を解決するために行う栄養教育計画の立案が必要となる．

　栄養教育計画の立案にあたっては，全体計画，教育プログラム，学習指導案と大きな枠組みからより具体的な計画へと段階的に作成する必要がある（**表3-8**）．栄養教育全体計画にもとづき教育プログラムでは，学習期間・回数，教育内容，学習形態，教材（媒体），評価方法などを具体的に示す．6W1H1B（**図3-10**）の要素を取り入れて作成する．

第3章
栄養教育マネジメント

表3-8 栄養教育計画の作成

全体計画	「プログラム名」，「学習者（対象者）」，「目標（長期・中期・短期）」，「実施時期・頻度」，「場所」，「教材」，「スタッフ」，「予算」，「評価」などを一覧表にして示す．対象者が比較的短期間で実行可能な目標とする短期目標には，行動目標，学習目標，環境目標，実施目標が必要となる．
プログラム（学習計画）	全体計画のもと学習回数，教育内容，学習形態，教材などが具体的に示され，系統的な取り組みとなるように計画する．6W1H1Bの要素を取り入れて作成する．
学習指導案（1回ごとの指導計画）	テーマ，目標（ねらい），学習者（対象者），日時，場所，指導時間，指導内容，指導上の留意点，教材・媒体，評価などを記入する．プログラム案に沿って行われる1回ごとの指導計画であるため，指導内容については導入，展開，まとめの3つの展開で示す．目標の達成度，内容などの評価方法，評価指標も含める．

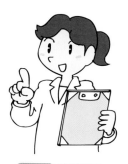

When（いつ）
　○月○日　○時～○時
Where（どこで）
　保健センター，公民館，
　学校など
Who（誰が）
　管理栄養士，栄養士，
　他の専門職
Whom（誰を）
　対象者
　65歳以上在宅高齢者

What（何を）
　主食・主菜・副菜を組み
　合わせて食べよう
Why（なぜ）
　フレイルの予防のため
How to（どのように）
　講演，試食会
Budget（予算）
　講師料，会場借料，
　消耗品など

図3-10 6W1H1B

1 学習者と学習形態および場の設定

栄養教育の学習者は，保育園，幼稚園，学校，病院，高齢者施設，地域，家庭において栄養に関してリスクをもつ個人または集団となる．また，子どもや高齢者，男性などが学習者となる場合，本人のみならず食生活を支える保護者や家族，家庭における主な食事の調理担当者なども学習者となり得ることもある．

学習形態は，学習者が個人であるのか，集団であるのか，集団の規模などと教育目標に応じて選択する必要がある．栄養教育の方法は，**表3-9** に示すように，個人を対象とした個別教育，大集団を対象とした一斉学習，小集団を対象としたグループ学習，地域社会，大衆に対する学習形態がある．

表3-9 教育方法の種類と特徴

対象	学習形態		方法論の基礎
個人	個別学習	栄養相談・指導，家庭訪問，病床訪問など	教育学 心理学 精神分析など
集団	【大集団】一斉学習 — 講義法	講義，講演会など	教育学 心理学 社会心理学 集団力学 社会学など
	【大集団】一斉学習 — 討議法	パネル・ディスカッション，シンポジウム，フォーラムなど	
	【小集団】グループ学習 — 討議法	座談会，バズ・セッション，6-6討議法，ブレイン・ストーミング	
	【小集団】グループ学習 — 体験学習	ロール・プレイング，実験・実習	
	【小集団】グループ学習 — その他	ピア・エデュケーション	
地域社会		小集団活動，コミュニティオーガニゼーション	集団力学 社会学など
大衆		テレビ，ラジオ，新聞，雑誌，単行本，有線放送，有線テレビ，ビデオなど	社会心理学 マスコミュニケーション研究など

（1）個人を対象とする方法

個人を対象として行われる栄養指導の方法は，指導者の具体的行動レベルでいえば，栄養相談・指導，家庭訪問，病床訪問などである．これらは対象の側のニーズによって行われることもあれば，指導者の側の認識によって行われることもある．

ただし，病床訪問の場合は医療の一貫として行われることが多く，担当医との連携が必要である．栄養相談・指導は対象者が来談することもあれば，電話相談の形をとることもある．

個人を対象として行う指導は，個人または家族が必要とする問題解決にとってきわめて有効な方法であることはいうまでもない．指導に際しては，対象者個人個人の実態とニーズにそって科学的知識や技術を与えることによって，食生活への関心を高め，改善の必要性を認識させ，自発的な実践意欲を喚起させて，実践意欲を行動レベルにまでもってゆくことが目

標とされなければならない．そのためには，評価を行いながら継続的にきめ細かい指導が必要である．

　そのような指導の場で用いられる方法には，相談，指導，カウンセリングなどがある．相談と指導とは一部重なり合う部分もあるが，栄養指導の一連の流れとして位置づけることができる．まず，相談が成立し，ついで指導が行われる．

①　相　談

　例えば，食生活のことについて，自らではどう対処してよいかわからない悩みをもった個人がいたとする．その悩みの解決の方策もわからない．個人の側から専門家（栄養指導者）に相談がもちかけられるのは，おおむねこのような場合である．その際指導者は，対象者との対話を通して，専門的な知識を駆使し，その悩みの構造を明らかにして，解決の方向性を示唆していく．

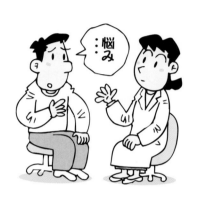

②　指　導

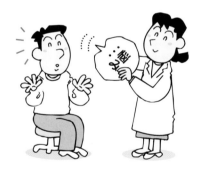

　指導は，実態の把握→診断→指導計画の立案→計画の実施→評価・効果判定という一連の流れを含むものである．しかし，前述の相談で述べたように，実態の把握→診断のあたりまではすでにその中で明らかにされていることが多い．その点から考えれば，指導計画の立案以降が指導の本領ということになろう．さきの例でいえば，悩みの解決に向けて具体的な目標が設定され，アクション・プログラムが計画され，実行に移される場合の必要な援助が指導の中核となるといえる．

③　相談と指導の相補性

　指導中心の段階で，相談が必要でなくなるわけではない．指導が対象者個人の生活実態やニーズに適合するかたちで，つまり，対象者個人の主体性を尊重するかたちで行われるためには，常に相談が必要となる．指導者のひとりよがりになっては指導の効果は期待できない．この意味では，相談と指導は相補的な関係に立つ2つの方法とみることができる．

(2) 大集団を対象とする方法（一斉学習）

① 講義を中心とした方法

　講義や講演会は，短時間に多数の人に伝達することができ，1つのテーマについて系統的に説明できるので，栄養改善活動の啓蒙や知識の普及・伝達に有効である．対象者の実態を踏まえた内容から，問題解決の1つの方法（手段）としてこの方法が選択されているのだから，講師はその主題にそって内容の構成を考える．導入，指導（本論），総括の3段階の中で，問題の所在とその解決の方途を学習者自身に理解させ，実践の意欲をもたせるような内容であることが望ましい．

② 討議を中心とした方法

　大きな集団による討議では，多数の参加者を1人でも多く討議に参加させ，制限された時間の中で何らかの形で討議をまとめへと方向づける．大きな集団を対象として栄養指導・栄養教育をしていく際に，その目標や，目標達成のための手段として，どの方法がよいかを十分に検討したうえで，以下の方法のいずれかを活用すればよい（**表3-10**）．

表3-10 一斉学習の主な方法

パネル・ディスカッション （panel discussion： 陪席式討議法）	司会者のもとで3〜6人くらいのメンバーが，聴衆の前であるテーマについて自由に討議する．その後，司会者の指導により聴衆を参加させ，意見の交換（討議）をさせる方法である．例えば，地域の食生活改善上の問題点が示されたうえで，その対策を具体的に検討していこうとしたときに，対策のたて方や目的の設定のしかた，実践方法などについて，それぞれ立場の異なる者（行政の管理栄養士，保健師，生活改良普及員など）の意見を聞く．その後，聴衆を参加させて意見の交換をはかりながら問題解決の方向づけをする．
シンポジウム （symposium： 講壇式討議法）	同一テーマについて各方面から3〜5人程度の講師に研究業績や意見を述べてもらい，その後，聴衆からの追加討議や質疑応答を加える．1つのテーマについて違った観点からの意見発表が行われるので，幅の広い知識が得られる．学会などの専門分野でよく用いられる方法である．
フォーラム （forum）	公論式討議法と媒体を用いる方法との2つに分けられる．後者の方は，ラジオ・フォーラム，テレビ・フォーラム，映画フォーラムなど使用する媒体の名前をつけて分類する．フォーラム討議法は，一種の公聴方式で，司会者をおいて講師の講演などを聞いたのち，追加討議や質疑応答を展開していく．パネル・ディスカッションでは不特定なより多くの聴衆の意見を聞く長所がある．

(3) 小集団を対象とする方法（グループ学習）

① 討議を中心とした方法

　5〜10人程度の参加者からなる小集団での討議の場合は，話し合いが中心になる．集団での討議の特徴は，1つの目的をもった集団であることである（**表3-11**）．

表3-11 グループ学習の主な方法

座談会 (roundtable talk)	司会者のいる円卓討議法である．司会者は原則として自分の意見をいわず，予定時間内にすべてのメンバーが自分の意見を述べることができるように配慮する．最後に司会者がまとめる．
研究集会 (workshop)	生活体験，職業，立場を同じくする人々を5〜10人程度の小集団に分け，グループごとに文献輪読，見学，実習など多様な学習活動を取り入れて自主的に問題解決をはかろうとするものである．最後に各グループの報告を行い，まとめる．この研究集会は，1つの問題にかなりの時間をかけて，集団で問題解決をはかるのが特徴である．
小集団活動 (groupwork)	小集団活動に参加する人々の態度変容，ひいてはパーソナリティへの働きかけをねらいとする．管理栄養士・栄養士は，グループ・ワーカーとして集団活動を側面から援助するのが原則である．その際，管理栄養士・栄養士は集団にもライフサイクルがあることを認識して，集団の発達段階に応じた援助を行う必要がある．効果的に集団活動が展開されれば，人々の行動・態度・価値観などの変容に与える影響が大きいので，新しい食生活スタイルへの態度形成など栄養指導・栄養教育の場面でも有効であると思われる．
6-6討議法 (six-six method)	講義式の長所を組み合わせたものであり，聴衆を前にして講義を行い，その後，6人1組で約6分間その内容について討議させ，各班の代表者から質疑を出させて講師に答えてもらう．短時間の間に全員の意見を把握しうる長所があり，聴衆もよく内容の理解ができる．
バズ・セッション (buzz session： 分団式討議法)	対象を5〜6人の小グループに分け，1つのテーマについて自由に討議させる．結果をグループの代表から発表させる． 短時間の間に全員を討議に参加させ，場の雰囲気に圧倒されずに意見を表明できる長所がある．この方法は，保健所などの栄養教室ではまとめの部分でよく用いられる．例えば，「なぜ，塩分摂取が少なくならないのだろう」の問題を討議させ，発表の中から問題解決に有用な共通な策が見つかることになる．
ブレイン・ストーミング (brain storming)	1つのテーマに対して多くの角度から討議し，短時間に多くのアイデアを得る方法である．10人くらいのグループを作り，司会者をおき，15〜20分くらいかけてメンバーに自由に発言させ，記録していく．その際，次のような点に注意することが必要である． ● ほかの人の発言に対して，否定的・批判的発言は決してしない． ● 途方もなく奇抜なアイデアが多く出るほどよい． ● できるだけ多くの意見がでるようにする． ● アイデアを組み合わせたり改善したりする．その決定はすべてグループが行う．
ロール・プレイング (role playing)	問題の場面を想定して，参加者2〜3人が自由に役割を演じる．他の参加者はそれを観て，劇終了後，討議を行い，問題解決をはかる役割演技法をいう．元来は心理療法に用いられていたが，現在では保健センターなどの衛生教育に取り入れられている．
セミナー (seminar)	研究形式のもので，一例として会長（director），運営委員会（general steering committee）からなり，参加者が全体会議に向けてその準備のために討論し合う研究形式である．全体会議のメンバーは参加者全員（オブザーバーやスタッフを含めて）で，会議は議長，記録係などをおいて討議する．

(4) 集団力学の応用　－隣がやるならわが家も－

　集団を対象として態度を決定させる場合，討議法，各種集団討議法などのいずれよりも集団決定法が実践効果をあげるのに有効であることは，諸外国の研究から明らかにされている.

　その1つに，クルト・レヴィン（Lewin,K）らの「牛の内臓を食べさせる」という実例がある. 第二次世界大戦中，アメリカにおいて食料不足への対応の1つとして、それまで捨てられていた牛の内臓（心臓や腎臓や腸）を人間の食料にしようというものである. レヴィンは、「内臓は実はおいしくて，栄養価が高いという宣伝を考え、主婦を対象に実験を行った.

　対象を2つに分け，1つのグループには，牛の内臓を食べることが栄養的にも経済的にも優れていて，戦争遂行の役に立つという講義を行い，もう1つのグループには，戦時中に健康を維持するという問題を示したうえで，「『内臓を食べるプログラム』に協力できるかどうか」についてのグループディスカッションをしてもらった.

　その結果、講義を聞いたグループのなかで実際に内臓の調理をしたのは3％だったのに対し，グループディスカッションをしたグループでは32％であった. つまり，グループ討論により，自分たち自身で考えて結果を出したと感じると，それを実際に行動に移すことが多くなるということであり，集団決定の効果が大であることを立証している.

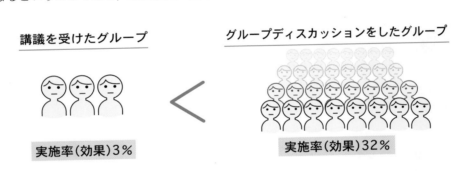

　集団決定法が有効であるためには，次の3要因が必要であるといわれる.

- メンバーが自らの手によって集団規範を作り出せるような事態であること.
- 集団討議法で意見の一致が見られること.
- 最終的に自己決定をすること.

column

　わが国においても，原岡が福岡県三井郡の婦人会 50 人を対象に行った「糠(ぬか)を食用に供すること」に関して食生活改善を行った例がある．

　この地域は純農村地区で，白米を常食として多く食べ過ぎていた実態が栄養士の調査から明らかにされた地域であった．ことに，口角炎にかかっている者が 40 ％もおり，一般にビタミン B_1，B_2 不足に悩まされている状態であった．これに対処する方法として，入手が容易でしかも安価である「糠」を常食することが有効であると考えられていたにもかかわらず，この地方にはこれを常食としている者はほとんどいないという状態であった．そこで対象を集団決定法と講義法の 2 つのグループに分け，集団決定法のグループは小集団のなかで意見を述べ，他者に認められる中で自己決定を行うため，自己関与を高め実践効果が上がるであろうという仮説のもと，4 週間，米糠を食べたかを調査した．その結果，集団決定法のグループが講義法のグループより有意に米糠を多く食べ，しかも期間が長くなるほどその差が大きくなっていた．

集団的決定法	講　議　法
❶ 小集団討議（約15分）：糠を食べることの必要性と問題点の提示と討議 ❷ 討議内容の全体への報告（約10分）：意見や問題点を各小集団から全体へ報告 ❸ 指導者の意見および方向づけ（約15分）：❷の問題点提示と方向づけ ❹ 第2回小集団討議（約15分）：自分が明日から糠を食べることを考えて討議をすすめるように提示し，討議させる． ❺ 自己決定と公約（約5分）：用紙を配布し，食べるか食べないかを書いて決定させる．さらに，指導者の指示に従って挙手をもって全体に公約する．	指導者による約60分の講義を行う．内容は，集団決定グループの討議において出てきた問題を中心に，より詳細に，時間をかけて，糠の有効性を討議，その強調点は集団決定グループと同じく，食生活における糠の重要性，糠の食べ方，抵抗の克服法の3点である．

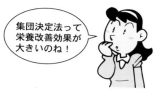

集団決定法って栄養改善効果が大きいのね！

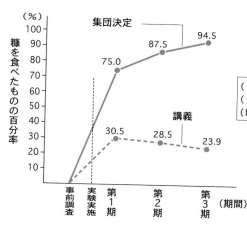

（Ⅰ）第1期：実験終了後2日目から1週間
（Ⅱ）第2期：第1期終了後4日目から1週間
（Ⅲ）第3期：第2期終了後4日目から1週間

糠を食べたものの百分率について，講義と集団決定との比較　（原岡，1970）

（5）地域社会を対象とする方法

　コミュニティオーガニゼーションは、地域の人々が地域における課題を解決するために主体的に新しい組織を形成し、育てていく運動である。1つの地域社会に栄養改善などを浸透させようとするときに用いる方法である。もともとコミュニティオーガニゼーションは、社会福祉活動の1つの方法として生み出されてきたものではあるが、広く何らかのテーマに即して地域づくりの運動論、あるいは住民運動の運動論とみてもよい。食生活指導や栄養指導の場面でも、地域に結びついた実践的な活動場面で十分に活用できるものであろう。コミュニティオーガニゼーションの運動を展開してゆく際，5つの段階が区分される（図3-11）．

① テーマの決定	地域社会の組織化をはかっていく地域課題としてのテーマを決定する．テーマは，（1）普遍性，（2）技術性，（3）日常生活性，（4）参加形式の能動性，（5）効果の具体性と速効性，（6）地域連帯性，（7）発展性などの程度の高いものほどよい．
② 小集団活動	取り上げたテーマについて，運動の中枢となるべき小集団が形成されなければならない．かって，レヴィンは，講義方式や個人的教示，視覚教育による方法よりも，小集団活動による集団決定法が個人行動の変革に有効であることを示して，「文化的島の理論」を提唱した． 　地域社会を変革していこうとする場合，テーマをいきなり地域社会全体に広げることはできない．地域社会の中に小集団を作り，そこに，小集団活動を通して，改善や変革に向けての新しい文化・価値を植えつける．それが文化的島である．小集団の人たちが，活動を通して，新しい文化・価値を十分に自分自身のものとしたのち，彼らをリーダーとして次の段階に入る．
③ 教育的段階	地域社会に点（島）として成立した新しい文化・価値を，地域社会全体（面）に広げていく過程である．この段階では，活字，電波のメディアの利用，集団討議の方法（p.86参照）などを活用する．
④ 集団間の葛藤と相互調整	新しい文化・価値を地域に広げていく教育的段階が進んでいくと，運動がさまざまな既存の組織や集団と葛藤を生み出すようになってくる．そこで，既存の組織や集団，とりわけそれら組織や集団のリーダーたちとの相互調整の必要が生じてくる．
⑤ 行政的段階と評価	以上のような段階を経過してコミュニティオーガニゼーションが軌道にのると，活動も具体的なものとなり，行政的処理が必要となってくるし，一連の活動についての的確な評価も行われなければならない．地域社会の連帯が希薄化してきた現代社会では，地域社会の連帯を再組織化しながら問題解決をしていかないと，根本的な解決にならない社会病理的な現象が増大してきている．

図3-11 コミュニティオーガニゼーション運動の展開

場の設定については，学習者の特性，人数，学習形態，使用する教材などを考慮して設定する．あわせて学習者のアクセスのしやすさ，予算などにも検討を加える．また，学習者が個人の場合，プライバシーの保護に配慮した環境を提供することが望ましい．

保健センター、健康増進センター、公民館、図書館、さらに病院や診療所などの医療施設、薬局などの医療関係施設および医薬品などの社会的資源は、人的資源とともに栄養教育プログラムの実施に欠かせない要素となる。人的資源、社会的資源に加え、物的資源（栄養教育を行う場合に必要となる種々の教育教材をはじめ、調理実習に用いる機器器具などは物的資源に含まれる）も目的にそって選択され、対象の条件や指導の場所に適合するように準備し、整理されて有効に活用されなければならない。そのためには栄養教育計画立案の段階から人的資源、物的資源、社会的資源の把握と活用について考慮していくことが必要である。

2 期間・時間・頻度・時間の設定

栄養教育の目標を達成するためにどれくらいの期間に，どれくらいの頻度で実施するのかを設定する．学習者の特性によって，1回だけの実施である場合や，数回継続して実施される場合が考えられる．また，実施回ごとに要する時間の検討や学習者によっては，集まりやすい時間の設定を行う必要がある．

また，栄養教育の実施にあたっては，様々な費用が必要となる．事前に予算が確定している場合と，計画の段階で予算組みする場合がある．必要な経費としては，会場などの賃借料，講師謝金・旅費，消耗品，通信運搬費，人件費などがある．

3 実施者の決定とトレーニング

栄養教育を行うにあたり，管理栄養士，栄養士，栄養教諭には食や栄養に関する高い専門性が求められるが，食習慣に関わる様々な問題は，複雑多岐にわたる．そのために必要な人的資源を有効に活用しなければならない．より効果的に栄養教育を行うためには，医療（医師，薬剤師，看護師など），行政（医師，保健師など），学校教育（小学校・中学校・高校の教員），その他の人的資源（研究者など）をスタッフに加えることもある．

また，栄養教育実施者としてコミュニケーションやプレゼンテーションに関する技能，カウンセリング技術の習得，多職種にわたる関係者との連携のためのマネジメント力などの研鑽に努めなくてはならない．

(1) 人的資源

栄養改善にかかわる人的資源は，**表3-12** に示すように多岐にわたる．

表3-12 栄養改善にかかわる人的資源

管理栄養士・栄養士	学校，病院，地方自治体などの管理栄養士・栄養士
生活改善普及員	食生活改善推進員
医療従事者	医師，薬剤師，保健師，看護師など
教員，栄養教諭	小学校・中学校・高校の教員
研究者	食品・栄養・衛生関係の研究者，料理研究家など

　養指導の目標として，対象者の態度や行動を変容させようとするとき，彼らの食習慣や身体状況など個人要因のみならず，地域社会における問題など食生活にかかわる要因は数多く複雑多岐にわたっていることが多い．

　人的資源となりえる条件を要約すると次のようになる．

- 専門的知識が豊富であること．
- 単に知識を伝達するのみでなく，技能，態度，行動のモデル（模範）となること．
- 学習の促進者として，学習の効率を高めるための手だてを知っていること．
- 指導計画の策定，管理の責任者として，対象者を主体とした指導目標を立案し，実施し，評価することの責任をもつこと．
- 専門的情報の検索法を知っていること．

(2) コミュニケーション技術

　栄養教育においては，コミュニケーション技術は重要で不可欠なものである．良好なコミュニケーションは，栄養教育を行うすべての関係者や学習者がお互いに理解し，信頼に基づく協力体制を築くことができる．関係をもつ人々が，相手の状況を観察し，理解しようと努力することによって良好なコミュニケーションの基盤が作られる．

① コミュニケーションとは

　言葉や文字による言語的コミュニケーションや，身振り，手振りなどの非言語的コミュニケーションなどがあり，コミュニケーションにより人が互いに意思や感情，思考を伝達しあうことは，社会生活の営みに不可欠なものである．

② 栄養教育とコミュニケーション

　栄養教育におけるコミュニケーションは，日常的な会話とは異なり，栄養教育の指導者と学習者の間にお互いに明確な目的をもっていることである．つまり，管理栄養士・栄養士が学習者に対して自発的に自己の食生活改善について望ましい行動変容をサポートするという目的をもって行うものである．

③　コミュニケーションのための技術

　目的をもったコミュニケーションを行うには，管理栄養士・栄養士には「聞く力」，「表現する力」，「関わる力」が必要である．そのための技術として，**表3-13**を参考にされたい．

（表3-13）コミュニケーションのための技術

❶「関わり方」：非言語的コミュニケーションを重視し，相手としっかり関わりをもつ姿勢を示す．
❷「座り方」・「話し方」の技術：距離を縮めること，信頼されること．
❸「聞き方」の技術：うなずきとあいづちを打つ．
❹「閉じた質問」と「開いた質問」を使い分ける：質問上手のポイントを抑える．
❺「伝え方」の技術：相手を尊重し，主語を明確にしてはっきりという．
❻「受容と共感」の技術：理解し，受け入れ，共感する．

（資料：浮世満理子：プロカウンセラーのコミュニケーションが上手になる技術，岸英光監修，あさ出版，2002）

(3) プレゼンテーション技術

　プレゼンテーションとは，一定の時間内で，視聴覚機器を活用し，情報を正確に伝え，その結果として，判断や意思決定に基づいて計画を実行に移したり，行動の習慣化を可能とするコミュニケーションの方法といえる．

①　プレゼンテーションの準備

　プレゼンテーションはコミュニケーションが双方向になっているので，学習者のニーズに応え，何らかの意思決定を呼び起こすものになっている．プレゼンテーションを行うためには準備が肝心であり，次のような準備をする必要がある．

> ● （集団）栄養教育の学習者の実態を十分に把握しておく．
> ● 栄養指導・教育計画に基づいて栄養指導・教育案を作成する．
> ● メディアにより視覚的にする．
> ● 実際に話す練習を行い，時間の調整をする．

　プレゼンテーションを行う際のプレゼンターの効果的な話し方や態度を**図3-12**に示す．プレゼンテーションを円滑にすすめるためにはリハーサルなどを行い，プレゼンターとしての技能を高めておくことも大切である．

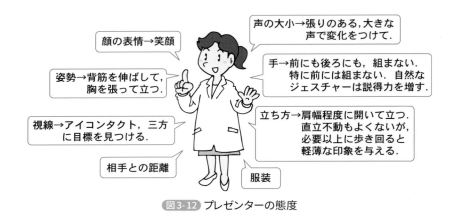

図3-12 プレゼンターの態度

② プレゼンテーションの心得

- 栄養指導・教育の予定時間を守る.
- メディアを提示しながら,視線を対象者に合わせ,リラックスして自然に語りかけるようにすると効果的である(図3-13).
- メディアは,見やすく,わかりやすいものを作成する(図3-14).
- 質問や意見を奨励し,また対処する場合は,発言者に対して質問や意見を大切に扱うように配慮する.
- 回答は手際よく行い,質問者にのみ返すのではなく,全員にフィードバックする.

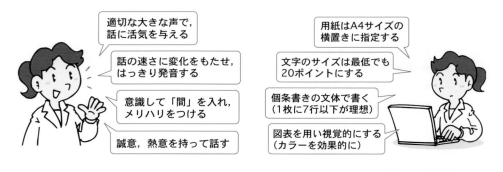

図3-13 効果的な話し方の技法   図3-14 メディア作成の要領

4 教材の選択と作成（どのような手段で栄養の情報を伝えるのか）

（1）物的資源

　栄養指導を行う場合に必要な種々の教育教材をはじめ，調理実習に用いる機械器具なども含む．もちろん，食品や調理されて提供される食事，またキッチンカー，調理室なども資源である．これらの資源は目的にそって選択され，対象の条件や指導の場所に適合するように準備し，整理されて有効に活用されなければならない．

　栄養改善を含めた保健活動の経済的な保障も物的資源であり，保健医療費の負担は個人的にもまた国としても重要な課題である．現代社会において，人口の高齢化や疾病構造の変化がみられる一方で，人的資源の充実，技術の進歩に伴って保健医療費の所得に対する割合が大きくなってきていることを考え，学習者の経済的負担に配慮が必要なこともある．

（2）情報伝達の方法

　一般に栄養教育・指導において，指導者側から学習者へ情報を伝える仲介物を総称して教育媒体または単に媒体という．

　最近では送り手から受け手の方向へ，そして受け手から送り手の方向へと双方向の情報交換ができるものまでも媒体に含めている．

　媒体は主として目または耳，目と耳の両方を通して情報を受けている．これを模式化したものが図3-15である．媒体として視覚，聴覚，触覚，味覚などに訴える様々な方法がとられるが，中でも視覚を通して伝えるものが圧倒的に多い．目や耳を通じて入ってきた情報が，大脳内部で識別・理解され，すでに蓄積されている記憶に積み重ねられ，すでにあるものは拒否・除外されるという学習心理のプロセスを表したものである．

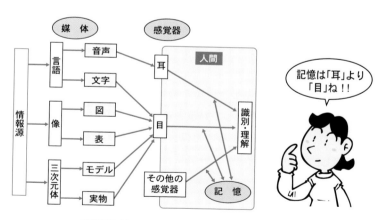

図3-15 情報伝達の方法　（末武他，1971年）

　図3-16は1969年発表のデール（Dale, E.）が描いた経験の深度を表した円錐である．抽象的なものから具体的な次元に沿って体験を11の段階に分類している．円錐の上方にあ

る言葉は最も抽象的で，映画やスライドなどは半抽象的・半具体的，献立作成や調理実習の
ような直接的体験は最も具体的だということになる．講義や講演会のように1度だけ耳か
ら聞いたことは，急激に記憶者数が減少し，16日間でほぼ全員が忘却してしまうというデー
タがある．このように話を聞いただけの場合は，3日後で10％の人だけが記憶を継続して
いるにすぎないが，視聴覚媒体を見せながら話をした聞いた場合は，3日後でも65％の人
が記憶しているといわれている．このことは，具体的な視聴覚的体験を通した学習は，抽象
的な言葉だけの学習よりも記憶に残ることを示しているが，学習者が伝達された情報を理解
し，記憶にとどめるためには，具体的な体験をもとにより抽象的な概念に導く方向と抽象的
な概念をより具体的体験でわかりやすくする方向の2つの方向がある．したがって，学習
者の理解力に合わせ十分に検討された媒体を選択し，効果的に活用することが教育内容を伝
達しうるかどうかのキー・ポイントとなる．

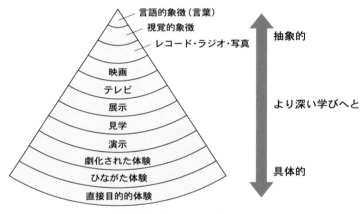

図3-16 デールの経験の円錐

（資料：日本医学教育学会，1982）

（3）教材の選択

　栄養教育を実施する際に教育効果を上げるために用いる媒体を教材と呼ぶ．教材には多
くの種類があり，その中から何を選択して対象者に提供するかはきわめて重要な作業である．
教材を自ら作成したり，選択したりすることは，多くの時間を費やす作業であるが，指導
者は指導の目的に適し，しかも学習者のニーズに合致した指導の場に適した教材を用意して，
学習を促進することが重要である．選択の条件を列挙すると以下のとおりである．

　① **教育目標に対して適切であること**
　　　教材は，学習者の特性と教育目標に合わせて準備しなければ学習効果が上がりにくい．
　　そこで適切な教材と学習効果との度合いを表3-14に示した．

表3-14 教育目標と教育教材（吉岡，1982）

メディア / 教育目標	認知領域			精神運動領域		情意領域
	知識の学習	視覚的に認識する学習	原理や概念の学習	方法の学習	熟練した動作の学習	態度・動機づけの発展
印刷物	＋	－	＋	＋	－	－
スライド	＋	⊕	＋	＋	－	－
実物模型	＋	⊕	－	－	⊕	－
テープ，スライド	＋	－	－	＋	－	＋
視聴覚（静止）	＋	⊕	＋	⊕	－	＋
視聴覚（モーション）	＋	⊕	⊕	⊕	＋	＋

⊕（きわめて効果的）　＋（効果的）　－（あまり効果的でない）

② **対象者に対して適切であること**

　　最近は研修会や講習会においてもパワーポイントが多用される傾向がある．これらの中には学会で使用されるような，より専門的で，学習者の理解のレベルを越えたものであることが多い．学習者のレベルに合わせ，理解を助けるために作成された教材であることが重要である．

③ **内容が優れていること**

　　非常に細かな文字や数字がびっしり書き込まれたスライド，またどこに焦点があるのかわからないスライドなどは内容に問題がある．

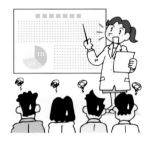

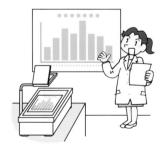

④ **対象者にとって魅力的なものであること**

　　魅力的である教材は聴衆をよりひきつけることになり，より能動的に学習に参加できる状態を作り出すことが可能である．明るい部屋で使用できるオーバーヘッド・プロジェクター（OHP）の利用は，必要に応じて自由に加筆できるため，学習者の興味を増し適切であるといえる．

⑤ **技術的に優れていること**

　　視聴覚教材は静止画に加え、動画を活用することも増えてきたため、学習者自らが情報にいつでもアクセスし、媒体をみることができる環境づくりも必要になってきている。

⑥ **価格が適切であること**

　　教育媒体を自ら作成する場合も、既存のものを活用する場合も、学習者の数や単価などを検討し、設定された予算の枠を超えないようにする。

（4）教材の種類と特徴　―印刷物の掲示からビデオ，料理の実演まで―

　教育教材の種類は多くあるが，学習者によって適切な教材は異なる（表3-15）．以下，主なものについて特徴を説明する．

①　掲示・展示

　個人指導やグループ集団指導における資料として用いられる．また展示教材は不特定多数を対象とする場合に用いられる．パネルは言葉だけで説明しにくい部分を視覚に訴え，より理解しやすい．写真は瞬間の記録を受け手に送ることができる教材で，真実性があり，説得力は文字よりはるかに大きい．実物や模型，標本は，直接的であり実践力を養う過程でおおいに役立っている．

②　印刷物

　広範囲に利用されている．パンフレット,リーフレットは，専門的知識をわかりやすく簡潔に表現し，全体的なレイアウトを考え，きれいに印刷することによってきわめて有用な教材となりうる．また逐次(ちくじ)刊行物は，速報性，簡潔性，接続性，多様性に富む教材であり，学校の「給食だより」などがそれにあたる．さらに食品交換表，食品成分表は，数値で示されているため個人指導時の教材として，信頼性・説得性の高いものである．

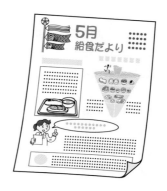

　個人に利用されるものでは，パソコンを用いたプリンタ出力によるプリントがある．これは食事診断データのように個人情報を入力すると即座に結果をプリントアウトでき，個人指導には便利である．

③　映像媒体

　OHPは，投影の際に必要に応じて加筆することができ，スライドと白板両方の機能を備えている．映画は動きがあり，ビデオは随時再生して利用できるのが特徴である．パソコン内のデータ（原稿・資料）を液晶プロジェクターにより投影する新しいスタイルは情報処理媒体といわれる．

④　聴覚教材

　放送は，不特定多数人を対象とし，マスコミ的要素をもつ教材である．CD・テープは，録音・再生操作が簡単で，場所を問わず繰り返し活用できる．

⑤ **実演・演示**

　料理実演，紙芝居，人形劇，パネルシアターなどがあり，いずれも具体的で視覚や聴覚に訴えて理解を深めることが可能である．

⑥ **通　信**

　電子メールやインターネットの環境が整っていれば，学習者の都合にあわせて活用できる．

表3-15 教育教材の種類と対象

区　分	教 材 の 種 類	対　象		
		集 団	集団・個人	個 人
掲示・展示	パネル		○	
	ポスター		○	
	写真		○	
	フランネルボード		○	
	食品模型（フードモデル）		○	
	食品の実物・料理		○	
	卓上メモ		○	
印刷物	パンフレット		○	
	リーフレット		○	
	逐次刊行物（新聞など）			○
	食品成分表・食品交換表			○
	コンピューターによる出力プリント			○
映像媒体	映画	○		
	テレビ・ビデオ	○		
	OHP	○		
	コンピューターディスプレイ（パワーポイントなど）	○		
聴覚教材	放送		○	
	CD・テープ		○	
実演・演示	実演（料理などキッチンカー）	○		
	紙芝居	○		
	人形劇	○		
	パネルシアター	○		
通　信	電子メール，インターネット			○
	電話			○

(5) 社会的資源—情報，法律，組織，制度など社会的資源は様々—

保健センター，健康増進センター，公民館，図書館，さらに病院や診療所などの医療施設，薬局などの医療関係施設および医薬品など社会的資源は人的資源と結合して大切な要素となる．

また，食生活上の問題解決に必要な情報，法律，制度，組織，公的機関なども社会的資源であり特に情報の収集・整理・活用などや組織の活用などは，限られた労力，時間，予算の中で効果を高めるために不可欠なものと考える．

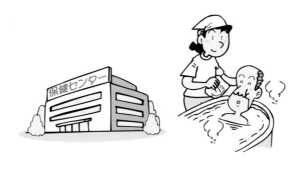

5 栄養教育プログラムの実施

より効果的な栄養教育を行うためには，栄養アセスメント，計画，実施，評価の一連のサイクルをフィードバックししながら実施するため，それぞれの項目については，客観的な評価を記録に残しておく．また，教育の課題や対象別・教育の方法別に，プログラムを整理し，有効なプログラムを蓄積しながら栄養教育プログラムの標準化を諮ることが重要である．

1 モニタリング

栄養ケアプロセスにおける栄養モニタリングは，あらかじめ設定した栄養計画や目標についての進捗状況や栄養状態の変化を随時チェックすることを指します．学習者の栄養アセスメントの評価項目は，身体計測，臨床検査，臨床診査，食事調査などであり，改善状態を数値化し，期待される結果（アウトカム）につながっているのか確認する．

2 実施記録・報告

記録の役割としては，❶ 報告書として，❷ 次の栄養教育・指導の計画，プログラムへの判断材料，❸ 評価法の妥当性の判断材料，❹ 栄養教育・栄養指導のマニュアルとしての役割などがある．また，報告を他職種と共有することにより，栄養教育活動の質の改善や栄養教育の標準化をすすめることができる．

栄養ケアプロセスの栄養診断においては，PES報告書*の作成を行い，記録する．栄養診断の根拠に用いたアセスメントと栄養診断・計画はSOAP（**表 3-16**）で記載する．

* 栄養診断 P（Problem or Nutrition diagnosis Label）は，E（Etiology：原因や要因），
S（Sign/Symptons：栄養診断を決定すべき栄養アセスメント上のデータ）により決定する．

表3-16 SOAP

S	主観的データ (Subjective Data)	学習者や家族から問診時の発言などから得られた情報を記す （例） ● 朝ごはんは，時間がなく食べないことが多い ● 味付けの料理や塩蔵品が好き ● 魚より肉を好む ● 夕食後に，果物やお菓子を食べることがある
O	客観的データ (Objective Data)	身体計測，臨床検査，栄養摂取状況などの値や推移を記す （例） ● 身長 174cm，体重 82kg，BMI 27.1kg/m² ● 血圧 143/83mmHg，中性脂肪 134mg/dL，HDL-コレステロール 77mg/dL，LDL-コレステロール 164 mg/dL，空腹時血糖 97mg/dL，血色素 13.2g/dL ● 1日の栄養素等摂取量 　エネルギー 2,300kcal，たんぱく質 95g，脂質 82g
A	アセスメント (Assessment)	SとOから得られた情報をもとに評価した内容を記す （例） ● BMIは 27.1kg/m² であり，肥満である ● エネルギー摂取過剰 　（脂質摂取過剰や夕食後の果物，菓子など）
P	計画 (Plan)	問題点を改善・解決するための計画を記す （例） ● 目標体重を決定し，適正なエネルギー量を把握する ● 身体活動量を増やし，エネルギー消費を図る ● 体重を毎日測定し，変動をモニタリングする

6 栄養教育の評価（食生活のさらなる改善は正しい評価から）

1 評価指標と評価基準の決定

（1）評価の目的

栄養教育における評価とは，「次の計画に役立たせるために，あらかじめ設定した目標に対する効果を，設定した目標の良否をも含めて検討すること」といえる．したがって，栄養教育の評価（educational evaluation of effect）は，教育目標に対する効果を評価するだけでなく，指導計画段階，実施段階に対しても行う必要がある．また，あらかじめ対象者の置かれている状況や条件に基づいて事前評価することは，指導目標の足がかりとなるだけで

第3章 栄養教育マネジメント

97

なく，指導計画を点検する上でも役立つことになる．さらに，栄養指導がマネジメントサイクル（plan → do → check → act）によりすすめられるのであれば，評価はそれだけで単独に存在しているのではなく，サイクルにおける 1 つの過程として位置づけられ，総合評価を通して指導目標に到達するまで繰り返し行われなければならない（**図 3-17**）．

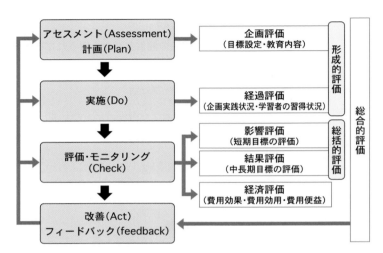

図3-17 栄養教育プログラムにおける評価

　栄養教育は「教育的手法を用いて，対象者に栄養に関する知識や技術を伝達し，態度・行動を変容させ，最終的に食生活を望ましい状態に導くこと」である．したがって，栄養教育の評価は，「対象者に知識や技術が正しく理解されたか」，「対象者の態度や行動が修正あるいは変化したか」，あるいは「食生活はどのような状態であるか」など，対象者の状態を科学的に判定することが不可欠となる．加えて対象者側から行うだけでなく，指導者が選択した「判定方法は適切であったか」，「指導目標の設定や計画内容が妥当であったか」，「用いた技術・方法の良否」など指導者自身を評価することも忘れてはならない．

（2）評価の客観性−本当に栄養教育によるものなのか？−

　評価を行う上で有効性の客観性を確保することが大切である．それには，対象者の選定法や対照群の有無を検討し，より妥当性の高い評価デザインを選択するように心がけることが必要である．また，評価の妥当性を検証することも重要であり，妥当性に影響をおよぼすバイアス（偏り）や反応効果などについて検討する．さらに，内的妥当性により評価した結果が栄養指導によるものかどうかを確認し，外的妥当性により行った指導が一般的に適用可能かどうかもみきわめておく．

2 企画評価

　アセスメントで得られた問題点の診断は的確に行われていたか．栄養教育計画において作成した目標設定や教育内容（カリキュラム）が適切に作成されたか．プログラムの実施に用いられた人的・物的資源（会場，教材，経費など）の活用は適切であったかなどについて評価する．

（1）情報収集技術の評価

　栄養指導を行うためには，必要な情報を正確に集めることが求められる．収集方法については定量的に評価することが困難であるため，実際には以下の項目について的確に判断することが評価につながる．

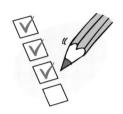

- ● 情報収集の方法は適切であったか．
- ● 質問票を用いる場合，質問は対象者が答えやすいものであったか．あるいは対象者の情報を引き出すための内容であったか．
- ● 面接を行う場合，対象者に不快感を与えず，気持ちよく答えさせる雰囲気であったか．あるいは対象者の情報を聞き出せたか．
- ● 実施した調査が情報として活用されているか（無駄な調査項目がなかったか）．

（2）診断技術の評価

　診断の基本となった食生活調査項目，生理・生化学検査項目などが適切であったかを評価し，さらに，診断技術の方法が適切であったかなども評価する．

3 経過評価

　学習目標の設定，カリキュラムと指導案，教育の期間と指導の時間配分などは適切であったか．特に，目標の設定については，学習者の発達段階や能力などを十分に配慮したものであったかについて評価する．

　知識や技術の理解度を判定するには，真偽法や多肢選択法（選択肢法）が用いられる．真偽法は知識や技術問題をあげてその真偽を判定させる方法で，数多くの知識や技術を正しく理解しているかどうか短時間で判定することができる．多肢選択法は，1つの質問に対していくつかの選択肢を示し，その中から正しいもの（または誤りのあるもの）を選ばせる方法で，基本的な概念や事実をどの程度正しく理解しているかを判定するのに適している．

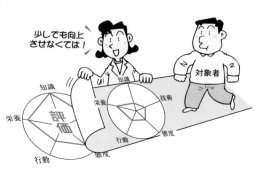

4 影響評価

短期目標に関する指標であるため，比較的短期間に生じた効果をみる．

栄養指導による態度・行動の変化を客観的に把握することは難しいとされてきたが，従来から用いられてきた方法として記述式評定尺度法がある．記述式評定尺度法は，態度の変容をただすために質問ごとに 3 ～ 5 段階の評定尺度を設け，その中から該当するものを選ばせる方法である．栄養指導の前後に同じ尺度によるテストを行い，望ましい方向に移行していれば効果があったとみなすことが可能である．また，食習慣，食行動の変容を食事状況や喫食傾向について質問を設け，「はい」か「いいえ」を選ばせ，結果を点数化することにより客観性をもたせて評価する方法も活用できる．

第 2 章で述べているように，急速に保健医療現場に取り入れられるようになった行動科学理論は，栄養指導現場においても様々に実践されている．この行動科学理論を活用して，態度・行動変容の評価に用いることができる．また，人の行動の中でも，特に「人が健康保持，回復，増進を目的として行うあらゆる行動」と定義される保健行動 (health protective behavior, ハリスとグッテン；1979) については，保健行動変容のための個別支援法であるセルフガイダンス法を利用して，態度・行動の自己による観察や評価を行い，それにより動機づけにつなげている．

5 結果評価

中・長期計画に関する評価で，プログラム実施後に健康・栄養状態に改善がみられたかどうかについて評価する．影響評価・結果評価の指標は，**表 3-17** に示す．

表3-17 影響評価・結果評価の指標

影響評価	結果評価
① 対象者のライフスタイルの変化（知識，態度，信念，技能，行動など） ② 対象者に影響をおよぼす対象者の所属する組織の反応の変化 ③ 対象者の周囲の理解度の変化 ④ 社会資源の利用度の変化	① 罹患率 ② 有病率 ③ 死亡率 ④ 客観的・主観的健康度 ⑤ QOL の各指標／ QOL 関連指標

（資料：林宏一，新公衆栄養学，藤沢良知・原正俊編，第一出版より作成）

6 形成的評価

栄養教育プログラムの実施中に，栄養教育プログラムの目標，内容，方法の適否を知るために行われる．企画評価，経過評価をあわせた評価であり，カリキュラムや指導方法，教材などを改善することが可能である．

7 総括的評価

最終的に学習者の変化と栄養教育目標の達成度を要約した評価であり，影響評価と結果評価をあわせた評価である．

8 経済評価

超高齢化社会を迎えたわが国では，医療費の増加は深刻であり，保健医療費の効率的配分・運用が現実のものとなっている．いかに高い安全性や臨床的有効性が確認された技術があっても，その活用のために社会資源を無制限に使用するわけにはいかない．

医療・保健・福祉・介護いずれの現場においても技術にかかる費用と効果の関係に着目して，一定の費用で最大限の効果が得られているかどうか（効率性）を経済的に評価することが進められている．とくに，栄養指導においては医療費削減の成否をにぎっており，経済的効果を評価する観点は不可欠である．つまり，栄養指導の評価はこれまでのように疾患の進行やリスクファクターをどれだけ減少させたかの評価に加え，要した費用に対してどれだけの効果があったかの評価を行う必要性がある．栄養指導の経済評価に関する研究は，まだ充分ではないものの，経済的評価法を活用しながら，栄養指導に特異な評価指標の検討が進められている．おもな評価方法を**表3-18**に示す．

表3-18 経済評価の各分析方法

費用効果分析	同種の効果を有する技術を比較する場合に用いられる方法．例えば，同種の薬効をもつ医薬品について，死亡率の改善や生存年の延長などを効果の尺度として，同一の効果を得るためにかかる費用を比較分析するものである．
費用効用分析	全く異なる効果を有する技術について，その効果を共通尺度で表すことにより比較しようとする方法．共通尺度としては，生活の質と生存期間を総合的に評価する指標として，「質調整生存年」（QALY，Quality-adjusted Life Year）などが用いられている．
費用便益分析	得られた便益をすべて金銭価値に換算して，技術の利用にかかった費用と比較する方法．得られた効果を，例えば，その技術を使用しなかったときに要する費用や死亡・障害などといった結果に着目して金銭価値に換算することとなる．

（資料：厚生労働省「厚生白書」平成9年度より）

9 総合的評価

総合的評価は，企画評価から結果評価までを総合的に評価し，栄養教育のマネジメントサイクルへフィードバックし，次の計画へとつないでいく．PDCAサイクルを実践することが学習者の状況に応じた次の支援へと展開していく．

効果的な栄養教育を進めていくには，教育の課題や対象別・教育の方法別にプログラムを整理し，有効なプロブラムを蓄積しながら栄養教育プログラムの標準化を諮ることが重要である．

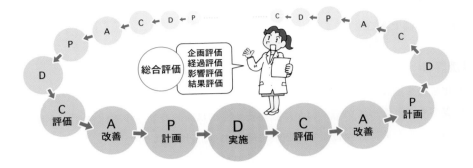

第3章の課題

❶ 栄養教育においてなぜ方法論が必要か考えてみましょう．

❷ 個人を対象とする「相談」と「指導」の違いについて具体的な例をもって説明してみましょう．

❸ パネルディスカッションとシンポジウムの違いについて具体的な例をもって整理しておきましょう．

❹ 集団指導において集団決定をさせることが対象の態度変容に効果的であるのは何故でしょうか．

❺ 地域社会における栄養改善活動展開の際のテーマの決め方を考えてみましょう．

❻ 栄養指導における評価の必要性についてまとめましょう．

❼ 栄養状態の評価法とその内容についてまとめましょう．

❽ 栄養比率と食品比率の目標値についてそれぞれ示してみましょう．

❾ 肥満の判定方法と判定基準についてまとめましょう．

❿ 栄養・食事調査の種類とその特徴についてまとめましょう．

多様な場（セッティング）におけるライフステージ別の栄養教育・栄養指導の展開

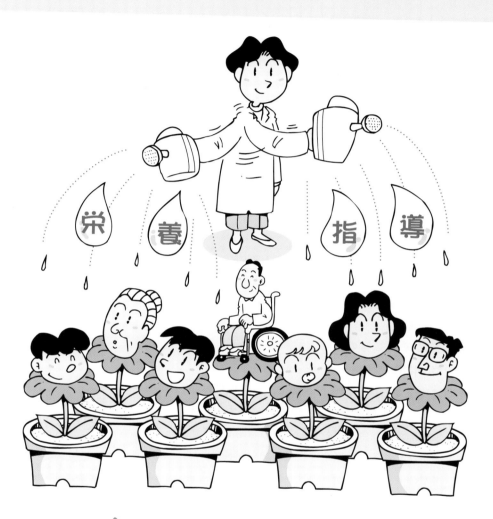

この章で学ぶこと 🖉 --

　妊娠，授乳期から高齢者に至るライフステージ・ライフスタイル別栄養指導，また，傷病者および障がい者の栄養指導など，わたしたちが，栄養士としてその専門性を発揮するためには，全ての項目を熟知しておかなければなりません．

　この章は栄養学総論や各論で学んできましたライフステージ・ライフスタイル別栄養教育・栄養指導のポイントです．栄養学実習においても学んできましたね．そろそろ，栄養指導のまとめに入ってきました．初心を忘れずに，使命感をもってしっかりとした知識と技術を身につけた管理栄養士・栄養士を目指してください．

1 保育所・認定こども園・幼稚園における栄養教育・栄養指導の展開

　保育所は，児童福祉法に基づき保育に欠ける乳幼児を保育することを目的とする児童福祉施設であり，幼稚園は学校教育法に基づき幼児を保育し，その心身の発達を助長することを目的とする学校である．また，認定こども園は，教育・保育を一体的に行う施設で，いわば幼稚園と保育所の両方の良さを併せもっている施設である．

　これらの施設では，発育・発達に必要な栄養の補給がもっとも重要であるが，この時期は食習慣の基礎ができる大切な時期でもある．したがって，この時期の栄養教育は将来の生活習慣病予防の観点からきわめて重要である．もともと自立段階にない幼児の栄養教育は，次の2つをうまく組み合わせて行うことが効果的である．

> ● 幼児自身に対する栄養教育
> ● 子育てにかかわる母親や保護者，保育士や幼稚園教諭に対する栄養教育

　乳幼児自身に対する栄養教育のもっとも大切なことは「楽しさ」，つまり「食べることの楽しさ」と「食べることについて学ぶ楽しさ」であり，食べることは「生きる」ために不可欠であることを伝える．

1 乳児期の栄養教育の特徴と留意事項

（1）乳児期の特徴

　乳児期は出生から満1歳までの間で，この期間は生後4週間までの新生児期を経て，生後5〜6カ月頃までの母乳栄養または混合栄養，人工栄養の時期で，その後の離乳期が含まれる．乳児期は成長の最も顕著な時期であり，多量の栄養素を供給しなければならないが，咀しゃく能力，消化・吸収の能力などは未熟であり，さらに感染症や細菌汚染に対する抵抗力も弱い．

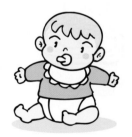

（2）乳児期の留意事項

● 食品の選び方や調理法，与え方には細心の注意が必要である．
● 母乳栄養は母親の食事や飲酒，喫煙，環境汚染の影響を受けやすいので注意する．
● 母乳分泌量が把握しにくいなどの問題点がある
● 人工栄養はミルクアレルギーや乳児肥満などの問題点がある．

（3）乳児期の栄養教育

①　母乳栄養の推進

母乳栄養には次のような利点がある．

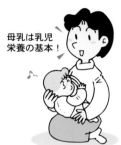

母乳は乳児
栄養の基本！

- 分泌型免疫グロブリン（IgA），ラクトフェリン，リゾチームなど各種抗菌因子を含有し，感染防止作用がある．
- 消化吸収が良く，栄養学的に優れている．
- 母子相互作用により母と子の強い絆となる．
- 牛乳アレルギーを予防できる．

母乳栄養は乳児栄養の基本と考えるべきである．

ただし母乳が不足する場合，または母親の病気，就労などで母乳を与えることができない場合は人工栄養または混合栄養とする．

②　咀しゃく能力の獲得

最近，咀しゃくのできない子ども，いわゆる噛めない子どもが増えていることが注目されている．咀しゃく運動は先天的な能力ではなく，離乳食を体験して咀しゃくのトレーニグを重ねることにより，初めてその機能が発達していく．離乳初期から漸進的にトレーニングされることが望ましい．離乳開始後いつまでもベビーフードなどのなめらかにすりつぶした食事を与え続けると噛めない子になる可能性がある．それを避けるためには，離乳食の開始時期は生後5，6カ月頃であり，臨界期は1歳半〜2歳をめどとすべきである．

③　フォローアップミルク

牛乳代替品という位置づけが妥当で，その開始時期は9カ月頃からが望ましい．離乳遅延や栄養障害などの特別の場合には評価できるが，離乳が支障なく進行している場合は必要ない．

④　離　乳

離乳とは，母乳または育児用ミルクなどの乳汁栄養から乳児食に移行する過程をさしている．

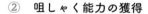

🌸 離乳の意義 🌸 ・・

- 乳汁で不足するエネルギーと栄養素の補給をする．
- 摂食機能・消化機能を助長する．
- 望ましい食習慣の基礎づくりをする．

❀ **離乳の進め方の目安** ❀ ・・・・・・・・・・・・・・・・・・・・・・・・・・・・・

　離乳の指導を行う基礎資料として「授乳・離乳の支援ガイド」（改定に関する研究会，2019年）の中に離乳食の進め方の目安が示された（**図 4-1**）．

離乳の開始 →　　　　　　　　　　　　　　　　　　　　**離乳の完了**

〈以下に示す事項は，あくまでも目安であり，子どもの食欲や成長・発達の状況に応じて調整する〉

	離乳初期 生後5〜6か月頃	離乳中期 生後7〜8か月頃	離乳後期 生後9か月〜 11か月頃	離乳完了期 生後12か月〜 18か月頃
食べ方の目安	• 子どもの様子を見ながら，1日1回1さじずつ始める． • 母乳や育児用ミルクは飲みたいだけ与える．	• 1日2回食で食事のリズムをつけていく． • いろいろな味や舌ざわりを楽しめるように食品の種類を増やしていく．	• 食事のリズムを大切に，1日3回食に進めていく． • 共食を通じて，食の楽しい体験を積み重ねる．	• 1日3回の食事のリズムを大切に，生活リズムを整える． • 手づかみ食べにより，自分で食べる楽しみを増やす．
調理形態	なめらかにすりつぶした状態	舌でつぶせる固さ	歯ぐきでつぶせる固さ	歯ぐきで噛める固さ
一回当たりの目安量 Ⅰ　穀類（g）	つぶしがゆから始める． すりつぶした野菜なども試してみる． 慣れてきたら，つぶした豆腐・白身魚・卵黄などを試してみる．	全がゆ 50〜80	全がゆ 90〜 軟飯 80	軟飯 80〜 ご飯 80
Ⅱ　野菜・果物（g）		20〜30	30〜40	40〜50
Ⅲ　魚（g） 　　又は肉（g） 　　又は豆腐（g） 　　又は卵（個） 　　又は 　　乳製品（g）		10〜15 10〜15 30〜40 卵黄 1 〜 全卵1/3 50〜70	15 15 45 全卵1/2 80	15〜20 15〜20 50〜55 全卵1/2〜 2/3 100
歯の萌出の目安		乳歯が生え始める		1歳前後で前歯が8本生えそろう 〈離乳完了期の後半頃に奥歯（第一乳臼歯）が生え始める〉
摂食機能の目安	口を閉じて取り込みや飲み込みができるようになる．	舌と上あごで潰していくことができるようになる．	歯ぐきで潰すことができるようになる．	歯を使うようになる．

※衛生面に十分に配慮して食べやすく調理したものを与える．

図4-1 離乳の進め方の目安

2 幼児期の栄養教育の特徴と留意事項

（1）幼児期の特徴（満1歳から6歳未満の小学校に入学するまでの間）

　胎児期から乳児期へかけての旺盛であった身体発育は，幼児期にはやや緩慢になる．

　幼児期は，身体の大きさに比して運動量が大きいため体重当たりの要求量が高い．

（2）幼児期の留意事項

- 食事の回数は，朝食，昼食，夕食の3回の食事と1～2回の間食が必要となる．食事の配分比は，朝食25～30％，昼食30％，夕食25～30％，間食10～20％とし，食事時間を決め，生活リズムを整えることも重要である．
- むし歯，遊び食い，少食，偏食傾向，食欲不振，間食のとり過ぎ，最近では朝食欠食習慣がある幼児も若干みられ，種々の食生活上の問題がある．
- 食物アレルギーも問題である．
- 最近，母親の就労により保育所に入所している乳幼児が増加しているので，家庭および保育所での食生活を把握し，規則正しい生活と望ましい食事習慣の確立を心がけることが必要である．

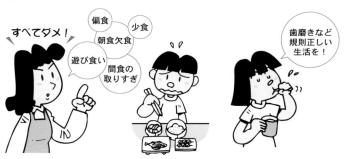

（3）幼児期の栄養教育・栄養指導

① 歯の形成

　幼児期は永久歯に生え変わる大切な時期である．

- 正しい歯みがきの習慣をつける．
- カルシウム，たんぱく質，ビタミン類を積極的に摂取する．
- 定期健診を受診する．

② 間　食

　幼児期は発育が活発であり，必要とする栄養量が多いため，食事と食事の間に間食を与え，不足する栄養を補うことが目的である．

　不足しがちなエネルギー，カルシウム，ビタミン類が満たされるよう，食品群として穀類，乳類，野菜類および果実類を利用した手作りのものが理想的である．

第4章　多様な場（セッティング）におけるライフステージ別の栄養教育・栄養指導の展開

- 1日1～2回，時間を決め，規則正しく与える．
- 食事との間隔を2時間程度あけることが望ましい．
- 1日の推定エネルギー必要量の10～20％を目標とする

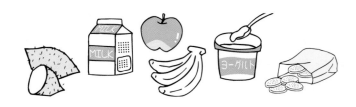

③ 偏　食

　ある特定の食品を嫌って食べないことを偏食といい，3歳前後になると食物の好き嫌いがはっきりして偏食の訴えが多くなるが，栄養学的に代替できる食品があれば，ほとんど問題にならない．

- 多様な食品，多種類の調理法，多様な調味を体験させる．
- 食べることを強制しない．
- 調理法の工夫をする．
- 楽しい雰囲気をつくる．

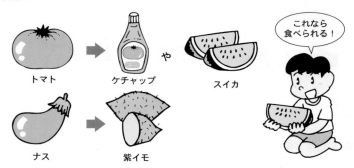

④ 食欲不振

　原因は，食事・睡眠時間などの生活リズムの乱れ，間食の与えすぎ，食事の強制，遊びや運動不足が考えられるが，原因をはっきりつかめないものも少なくない．

- 食事・睡眠・遊び・排泄の生活リズムを整え，空腹にする．
- 気分転換をする．
- 調理法の工夫，味の変化，盛りつけの工夫をする．
- 養育態度や供食方法を改善する．

⑤　**食物アレルギー**

　食物アレルギーは，摂食した食物が抗原（アレルゲン）となって起こるアレルギー反応で，腸が未発達なため十分消化されていない食物がそのまま吸収されてしまいやすい乳幼児・小児に多くみられる．抗原となる主なものは，大豆，牛乳，卵などであるが，このほか，肉類，魚介類，穀類，野菜類，果実など多種の食品が知られている．

- 多種類の食品を栄養のバランスを崩さないように摂取する．
- 食物アレルギーは抗原となる食品を同定する．
- 除去食の食事療法は医師の指示に従う．

　アレルギー表示は食品衛生法によって規定され，対象品目は**図 4-2** に示すとおりである．特に重篤な症状になりやすい，あるいは症例数が多い 8 品目は特定原材料とされ，必ず表示しなければならない．特定原材料に準じる 20 品目ついては表示を行うことが奨励されている（2023 年 3 月現在）なお，品目については，2 年ごとに見直される．

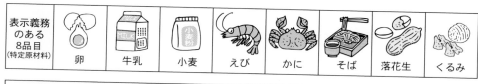

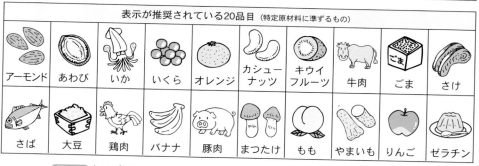

図4-2　加工食品のアレルギー表示（2023 年 3 月，消費者庁資料より作成）

（4）食事リズム・生活リズムの形成と栄養教育

　幼児期は，生涯にわたる食事や生活リズムの形成に最も重要な時期である．

　現代では，生活様式の多様化に伴い，通常の生活リズムから逸脱している家庭が少なくない．幼児は，そのような大人の生活の影響を受けて，起床・就寝時刻が遅延し，食事時刻の乱れを起こす結果となる．食物の消化・吸収・利用といった一連の代謝パターンに対し，不規則な脱リズム的要素が加われば消化・吸収に関与する臓器に負担がかかることになる．

　健やかな体を育むためには，「何を」，「どれだけ」食べるかと同時に，「いつ」，「どこで」，「誰と」，「どのように」食べるかという食事のリズムが大切である．人とのかかわりを含めて，これらの程よいバランスが心地よい食卓を作り出し，心の安定をもたらし，健康な食習慣の

基礎になっていくと考えられている．また，生命を維持し，生活の安定を図るためには，一人ひとりの子どもの生活リズムを重視して，食欲などの生理的要求を満たすことが重要である．ぐっすり寝て，良く遊び，空腹を感じることによって，睡眠・食事・遊びのリズムが作られていく．「おなかがすいた」感覚は，健康な食欲の基本であり，一生を通しての食生活の基礎でもあるので，空腹で食事ができるような体験を積み重ねていくことが大切である．

　栄養教育では，早寝早起きや，朝食の必要性を理解させ習慣化させることや，十分に遊び1日3回の食事と間食を規則的にとる環境を整えることで，運動によっておなかがすくリズムを経験させ，それを繰り返していくことで規則正しい生活リズムが形成されることを体験学習させることが有効である．

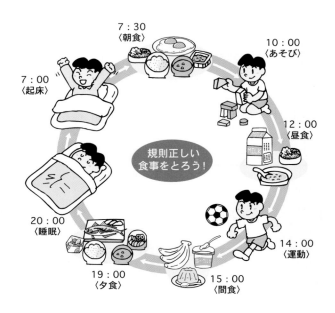

（5）味覚・嗜好の形成と栄養教育

　乳・幼児期は味覚の形成時期でもあり，偏食予防のためにも幅広い食品の食体験が重要である．

　味覚を識別する仕組みは誰にも備わっているが，味覚の評価のもとになる味や食事の経験の蓄積は人によって異なっており，それが好き嫌いとなる．例えばある食物が食べられなかった子どもが食事の経験を積むことによって食べられるようになるのは，脳にその食物の味覚情報が蓄積されていくからである．

　このように，食物の味の評価基準は固定されているものではなく，さまざまな食べ物を味わうことで変化・発達していく．

嗜好に影響する最大の因子は味覚であるが，味覚以外にも嗜好に影響を与える因子として，口腔感覚，匂い，食べたときの音，彩や盛り付けなどの外観，臭覚，触覚，温度，濃度などがあり，これらが複合的に評価に影響する．食べ物がもっている性質や情報を五感（味覚，臭覚，触覚，視覚，聴覚）全てで取り入れて，その総合評価として，おいしさを判断している．この発達の過程で自らに有用なものを嗜好し，無用なものを避ける「味の感覚」と「味の認識」に関する脳機能を身につける．子どもの嗜好は，毎日の食事をとおした働きかけによって正しく発達

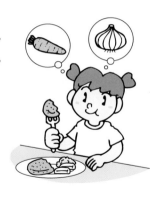

させていくことが可能である．そのために重要なことは離乳期からの豊かな食体験の積み重ねである．日本古来の伝統行事で供される料理や食品，食べ方は，教えなければ分からない食体験，味わう経験であり，味覚を獲得・習得する機会でもある．このような体験が豊かな味覚形成には重要である．

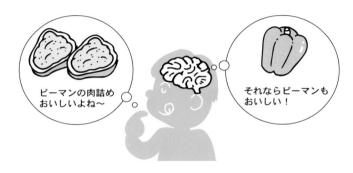

ピーマンの肉詰め
おいしいよね〜

それならピーマンも
おいしい！

3　保育所・認定こども園・幼稚園における栄養教育の実際

　保育所における給食（調乳，離乳食を含む）は，「楽しく食べる子どもに〜保育所における食育に関する指針〜」の「第5章 食育における給食の運営」に「保育所での栄養管理と発達段階に応じた食事内容へ配慮すること」とされている（厚生省（現厚生労働省）雇用均等・児童家庭局保育課長，平成16年3月策定）．

　また，「食育」についても2018（平30）年に改定された「保育所保育指針」の「第3章 健康及び安全」にて「健康な生活の基本としての「食を営む力」の育成に向け，その基礎を培うこと」を目標としている．そして，「子どもが毎日の生活と遊びの中で，食に関わる体験を積み重ね，食べることを楽しみ，食事を楽しみ合う子どもに成長していくことなどに留意して実施しなければならない」としている．

　幼稚園における「食育」についても2018（平30）に改定された「幼稚園教育要領」でも充実が図られ，具体的には領域「健康」において「先生や友達と食べることを楽しみ，食べ物への興味や関心をもつ」ことがねらいを達成するために指導する内容とされている．

(1) 保育所・認定こども園・幼稚園での給食

　保育所における食事の提供について，「児童福祉施設の設備及び運営に関する基準（1948（昭23）年）」では，保育所に調理室を設けることとされており，自園調理を行うことが原則であった．しかし，1998（平10）年からは調理業務の委託が可能となり，特例により，公立で一定の条件を満たす場合に給食の外部搬入方式が可能となった．さらに，2010（平22）年より，公私立問わず満3歳以上児には，給食の外部搬入方式が可能となった．一方，幼稚園の給食に法律やガイドラインは定められていないため，給食を提供している園は少ない．

　保育所及び認定こども園の給食は，子どもの発育段階に応じた適正な給食でなければならない．また給食を介して遊び食べや偏食の矯正，食事のマナー，給食を媒体とする栄養教育など，その役割は大きい．家庭とは異なる環境で子どもたちが，同じ食事を食べることはお互いに親近感を深め，良い人間関係を作る上でも好ましい．また，友達と一緒に食べることにより，嗜好の範囲も自然と広がっていく．このように大切な役割をもつ保育所給食は，母親の就業率の上昇に伴って，保育の長時間化など，新しい時代の波の中で，ますます必要性が高まってきている．

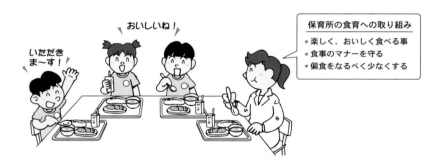

① 　保育所給食の栄養目標

　保育所給食は，「日本人の食事摂取基準（2020年版）」の適用に伴い，労働省雇用均等・児童家庭局母子保健課長通知を参考に年齢によって1〜2歳児食と3〜5歳児食に分けている（表4-1）．

　1〜2歳児には昼食と午前・午後のおやつで1日の給与栄養目標量の50％を与え，3〜5歳児の場合は，昼食と午後のおやつで45％としている．なお，3〜5歳児は家庭から主食（めし110g）を持参することとし，この分を差し引いた栄養量をおかずとおやつで与える場合と，主食を含めた完全給食の形態をとる場合とがある．

② 　保育所給食の今後の課題

　保育所給食が，乳幼児の発育や健康増進に対しての効果や，また給食目標の達成度について検討することは，今後の改善の資料として必須である．栄養指導を実施する立場の評価と

しては，給食内容を栄養目標量，食品群別摂取量，栄養比率など量的な面からと，偏食およびマナーなどの食習慣といった質的な面からの検討があげられる．また幼児の朝食欠食など食習慣の問題点も見られるため保育所給食が望ましい食習慣の形成の一助となるよう食教育の充実が課題である．

表4-1 ある特定保育所における給与栄養目標量（設定例）

1〜2歳の給与栄養目標量（男子）

	エネルギー (kcal)	たんぱく質 (g)	脂 質 (g)	炭水化物 (g)	食物繊維 (g)	ビタミンA (μgRAE)	ビタミンB₁ (mg)	ビタミンB₂ (mg)	ビタミンC (mg)	カルシウム (mg)	鉄 (mg)	食塩相当量 (g)
食事摂取基準 (A)（1日当たり）	950	31〜48	22〜32	119〜155	7	400	0.5	0.6	40	450	4.5	3.0
昼食＋おやつの比率 (B)*	50%	50%	50%	50%	50%	50%	50%	50%	50%	50%	50%	50%
1食（昼食）の給与栄養目標量 (C = A × B / 100)	475	16〜24	11〜16	60〜78	3.5	200	0.25	0.30	20	225	2.3	1.5
保育所における給与栄養目標量 (C を丸めた値)	480	20	14	70	4	200	0.25	0.30	20	225	2.3	1.5

注）＊昼食及び午前・午後のおやつで1日の給与栄養量の50％を給与することを前提とした．

3〜5歳の給与栄養目標量（男子）

	エネルギー (kcal)	たんぱく質 (g)	脂 質 (g)	炭水化物 (g)	食物繊維 (g)	ビタミンA (μgRAE)	ビタミンB₁ (mg)	ビタミンB₂ (mg)	ビタミンC (mg)	カルシウム (mg)	鉄 (mg)	食塩相当量 (g)
食事摂取基準 (A)（1日当たり）	1,300	42〜65	29〜44	163〜212	8	500	0.7	0.8	50	600	5.5	3.5
昼食＋おやつの比率 (B)*¹	45%	45%	45%	45%	45%	45%	45%	45%	45%	45%	45%	45%
1食（昼食）の給与栄養目標量 (C = A × B / 100)	585	20〜29	13〜20	74〜96	3.6	225	0.32	0.36	23	270	2.5	1.5
家庭から持参する米飯110gの栄養量 (D)*²	185	4	0	40	0.3	0	0.02	0.01	0	3	0.1	0
E＝C−D	400	16〜25	13〜20	34〜56	3.3	225	0.30	0.35	23	267	2.4	1.5
保育所における給与栄養目標量 (E を丸めた値)	400	22	17	45	4	225	0.30	0.35	23	267	2.4	1.5

注）*¹ 昼食（主食は家庭より持参）および午前・午後のおやつで1日の給与栄養量の45％を給与することを前提とした．
*² 家庭から持参する主食量は，主食調査結果（過去5年間の平均105g）から110gとした．

（資料：食事摂取基準の実践・運用を考える会編，「日本人の食事摂取基準2020年版の実践・運用」，第一出版，2022年より）

(2) 保育・幼稚園教育と栄養教育

　保育施設では管理栄養士・栄養士の配置は義務づけられていないが，保育所の栄養士数は，食育基本法が施行された2005年の6,855人から増加し，2018年は27,137園中18,503人となっている．「楽しく食べる子どもに〜保育所における食育に関する指針〜（平16）」（厚生労働省雇用均等・児童家庭局保育課長通知）が公表され，「現在をもっともよく生き，か

つ生涯にわたって健康で質の高い生活を送る基本としての「食を営む力」の育成に向け，その基礎を培うこと」が保育所の食育の目標とされた．期待する子ども像として「お腹がすくリズムのもてる子ども」，「食べたいもの，好きなものが増える子ども」，「一緒に食べたい人がいる子ども」，「食事作り，準備に関わる子ども」，「食べ物を話題にする子ども」の5つをあげている．また，改定された「保育所保育指針」では，「第3章 健康及び安全」の中に「食育の推進」が項目としてあげられ，各保育所は食育を保育の内容として位置付け，計画的に実践していくことが求められている．

　最近注目されている生活習慣病の若年化傾向や朝食欠食の習慣を有する幼児の実態はその好例である．飽食の時代といわれながら朝食の欠食などにより必要なエネルギーや栄養が充分に摂取されてないなど，問題が散見される．

　また，一家団らんの食事は，家族の絆を深める大切なひとときとなり，子どもにとって，毎日の三食とおやつを規則正しく食べることは，身体の成長はもちろんのこと，情緒・精神など，心の成長にも大きくかかわっている．中でも朝食を家族と一緒に食べる習慣づけは生活リズム形成のためにも最優先されることが望まれる．そのことにより，病気をすることもなく，食事のマナーや歯磨きなどの習慣も定着し対人関係の習得なども期待できる．

　この時期の食の問題は，終生の健康の基盤につながっており，食習慣，生活習慣の形成上，大事な時期であることを考慮すると，現況は危機状態といっても過言ではない．

　これらの課題解決のためには，幼児期の望ましい食生活の習慣化への取り組み，すなわち食育が重要であり，正しく食べる能力を育み，健康で豊かな食生活を送る援助をシステム化していくことが急務である．

　また幼児の朝食欠食など食習慣の問題点が年々深刻化してきている現状から，保護者に対する栄養教育の機会を定期的に計画し，保育所・認定こども園・幼稚園が家庭と有機的に連携していくことが望まれる．乳幼児の望ましい食習慣の形成には，今後ますます保育所・認定こども園・幼稚園における栄養教育の充実を図らなければならない．

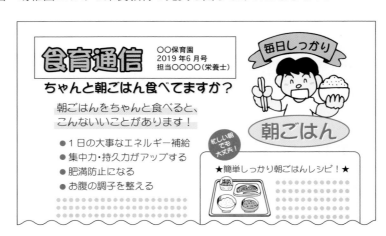

4 児童養護施設における栄養教育

　児童養護施設は，「乳児をのぞいて保護者のいない児童，虐待されている児童，その他環境上養護を要する児童を入所させてこれを養護し，あわせてその自立を支援すること」（児童福祉法第41条）を目的としている．

　少子化の現代でありながら，児童養護施設に入所する措置児童数は増加しており，都市部では施設への入所を待機している児童までがいる．児童養護施設が抱える課題は深刻で，被虐待児童のような重い個別的課題をもつ児童は，非行や暴力を伴う表出行動や愛着障害などがみられ，食生活についても，きちんと食べていない，食に対するしつけが行われていない，愛着障害が食行動にあらわれているなど，家庭で生活している児童とは全く異なる問題を抱えている．また，こうした児童には施設という入り口はあっても出口の保障はなく，里親制度や自立援助ホームなどを視野に入れた自立支援のあり方が課題となっている．このような状況下，児童養護施設の栄養教育は，生活全般の自立支援の一環として取り組まれる．

　食生活の自立支援の最終目標を以下に示す．

- 児童が施設を出て自力で生活するときに，自分の食べるものを自分で管理できる．
- 限られた生活費の中で食生活を成り立たせることができる．
- 自分の健康維持に配慮した食生活を行うことができる．
- 仲間や家族との楽しい食生活を目指すことにより，社会で存在し生きていく喜びを享受することができる．

　そのためには，食事の基本となる「食べ方」から始まり，手洗いなどの衛生教育，食事中のマナー，退園後の自立に向けた調理技術，健康教育などを児童の年齢に合わせて行う．

　食習慣は，各家庭における毎日の食事や食事の手伝い，買い物などを通して，年月を経てその家庭なりのものが身についていく．児童養護施設で家庭と同じように栄養教育を行うことは難しいが，管理栄養士・栄養士を中心に職員すべてが栄養教育に対して一貫した考え方をすることが家庭での栄養教育に近づける手立てといえよう．

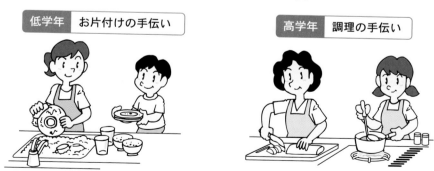

児童の年齢に合わせて「お手伝い」させてみよう．

第4章 多様な場（セッティング）におけるライフステージ別の栄養教育・栄養指導の展開

2 小・中・高等学校，大学における栄養教育・栄養指導の展開

1 学童期の栄養教育の特徴と留意事項

(1) 学童期の特徴（小学校に通う6歳〜12歳までの期間）

　学童期前半の発育は，幼児期の延長で比較的緩やかであり，性差も少なく安定している．しかし後半になると急速な発育（第二発育急進期）をみせ，身長と体重の年間発育量が最大となる．また，学童期の前半は幼児期に引き続き，乳歯から永久歯に生え変わる時期であり，後半では発育の早い児童は第二次性徴が現れる．学童期は，幼児型の食行動から成人型の食行動の移行が起こる時期にあり，食行動の個人差が大きくなる．肥満・やせの傾向が現れる時期でもあり健康に関わる様々な問題が起こりやすいことが特徴である．学童期には朝食の欠食，孤食，偏食，間食や夜食の食べ方（質）および量の不適切，などの様々な食生活上の問題がみられる．

(2) 学童期の留意事項

　学童期の肥満は，成人期においての肥満や生活習慣病の発症が高まるといわれている．成長期であるため食事の他に間食は必要であるが，量と質には十分注意する．また，食べることへの興味や関心が深まる時期でもあるので，望ましい食習慣や食事のマナーを身につけ，食を通じて（学校では給食）家族や友達とのコミュニケーションを図ることが大切である．

- 間食や夜食の増大，過度の偏食などに注意する．
- 就寝時間が遅いことから朝食を食べる時間が無くなり，欠食する傾向がある．「早寝早起き朝ごはん」の基本的な生活習慣づくりを身につける．
- 孤食にならないように共食を心掛ける．家族や仲間と食を介してコミュニケーションを図りながら，食べることは「楽しみ」，「喜び」につながる心を育む．

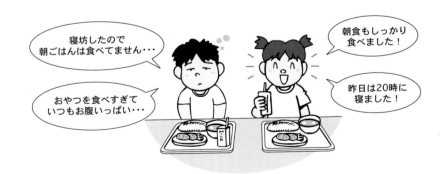

（3）学童期の栄養教育・栄養指導

　子どもの食生活については，学校，家庭，地域が連携して，次世代を担う子どもの望ましい食習慣の形成に努める必要がある．この時期の生活習慣（生活リズム）や食習慣は，保護者に依存していることが多い．従って保護者に対する食育も重要である．学校においては給食の時間（生きた教材）をはじめとする学校教育活動全体を通じて食に関わる資質・能力の育成を目指している．

①　間　食

　この時期は発育段階であるため，3回の食事と間食により1日に必要な栄養量を得る．
- 間食は推定エネルギー必要量の10〜15％程度とする．
- 買い食いやファーストフードの利用の仕方などに注意する．
- 時間を決め，量と質の両面から規則正しく与える．
- 家族の食事作りへの参加により食事に対する関心を高める．

②　朝食の欠食

　朝食は1日の生活リズムを保つために欠かすことができない大切な食事であり，また1日の活動を始めるためのエネルギー源となる食事である．朝食の欠食は摂取栄養素のバランスを欠き，昼食までの空腹時間が長くなり，その間はエネルギーの補給がないので，疲れ，体力の消耗，体調の乱れ，持久力や集中力の低下などの弊害を招き，学習意欲も減退する．また，朝食を抜くと間食や夜食量が増えたり，まとめ食いなどにより体脂肪の合成が亢進し，肥満の原因ともなる．朝食の欠食率について表4-2に示す．学童期における朝食の欠食率は，近年では一定割合を占めてほぼ横ばい傾向となっている．

表4-2　朝食の欠食率（1歳以上，性・年齢階級別）　　　　　　　　　　　　　（%）

	全体	1-6歳	7-14歳	15-19歳	20-29歳	30-39歳	40-49歳	50-59歳	60-69歳	70歳以上
全体	12.1	4.7	4.4	12.9	23.0	24.6	22.5	17.8	8.1	4.0
男性	14.3	3.8	5.2	19.2	27.9	27.1	28.5	22.0	9.6	3.4
女性	10.2	5.4	3.4	5.9	18.1	22.4	17.1	14.4	6.8	4.5

（資料：厚生労働省健康局「令和元年 国民健康・栄養調査」より）

　子どもの朝食欠食には，子どもの「早寝早起き」の生活習慣と相関がみられる．また，親世代の欠食率の高さが，朝食がない家庭環境に影響しているともいわれている（文部科学省：平成30年度家庭教育の総合的推進に関する調査研究）．これらのことより，朝食を食べることを含めた子どもの基本的な生活習慣の形成については，学校での食育の推進とともに家庭環境を含んだ取り組みを，すなわち学校と家庭が連携して推進していく必要がある．

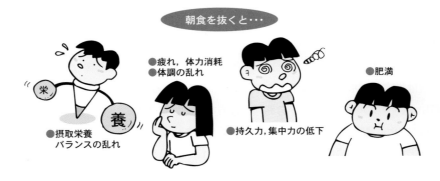

column

早起きして朝ご飯を食べる癖をつけよう！

　小学生の約 5 ％が朝食を欠食しています．朝食を欠食すると頭がぼんやりして勉強や運動に集中できません．まずは，夕食を早く食べて早く寝ることから始め，早起きをすることで生活のリズムを整え，朝食をしっかり食べましょう．

③　偏　食

　好きなものしか食べない「ばっかり食べ」も含め，偏食では栄養の偏りが生じる．

- ● 幼少期から様々な食材や調理形態を体験させる．
- ● 食への関心を深めるためにお手伝いなどを通じて食体験をさせる．

2　思春期の栄養教育の特徴と留意事項

（1）思春期の特徴（12・13 歳頃から 17・18 歳頃までの期間）

　学童期の後半から高校生くらいの時期に相当する．思春期は第二次性徴期ともいわれ男女で多少のずれがあり，女子のほうがやや早い．心身の発達に伴う栄養上の特徴として，女子では鉄欠乏性貧血があげられる．

　中学生・高校生になると，クラブ活動や塾通い，習い事などで帰宅時間が遅くなりやすい．また，スマートフォンの閲覧などによる就寝時間の遅れなどが睡眠時間を減少させる原因にもなり，ひいてはこのような生活環境が朝食欠食率の増加，間食・夜食の増加を生じている．また，やせている方がベストであるという過度なボディイメージの歪みは「やせ志向」などの問題を引き起こしている．またストレスの増加傾向もみられたりする．この時期は，成長するにつれて，コンビニエンスストアやファーストフード店など親の目の届かないものの利用も増え，食生活の乱れをきたすことが考えられ，生活習慣病の一次予防対策が必要となる．

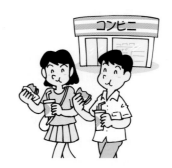

（2）思春期の留意事項

　エネルギーやたんぱく質などの栄養素はライフステージの中で最も多くを必要とする時期であるため，エネルギーおよびたんぱく質は十分に確保できるようにする.

（3）思春期の栄養教育・栄養指導

　思春期女子の「やせ志向」における朝食の欠食や減食は，貧血（鉄欠乏性貧血），体力の低下や月経異常を引き起こす要因にもなる．また，部活動をしている生徒は，スポーツによって消費したエネルギーや栄養素を適切に補う必要がある．スポーツの種類や活動時間によって消費されるエネルギーや栄養素も異なるため，その特徴による栄養指導が必要になる.

①　生活習慣病の予防

　生活習慣病のリスクである食習慣の形成は，食事そのものが原因ではなく，生活習慣，社会環境，経済状況などの影響が大きい.

- 動物性脂質，動物性たんぱく質を適正摂取する.
- 食物繊維，カルシウム，鉄，ビタミン類を積極的に摂る.
- 食生活に関する保護者の食の意識向上を図る.
- 家庭，地域，学校，職場連携を目標とする.

②　鉄欠乏性貧血の予防

　鉄は摂取しにくい栄養素であり，自然の素材から十分に摂取することが困難である.

- 吸収率の良いヘム鉄を含む食品を適量摂取する.
- 鉄の吸収効果を高めるビタミンCを多く含む食品を摂取する.
- 鉄の吸収を阻害するタンニン，リン酸塩，シュウ酸塩などを多く含む食品の摂取に注意する.

③　誤ったダイエットの防止

　「やせ志向」による欠食や無理な減食もこの時期に開始されることが多い．積極的な健康管理を自主的に実行できるように導くことが大切である.

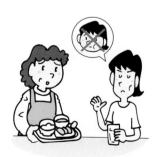

3 学校を拠点とした食育と栄養教育

　食に関する問題は，まず，家庭における教育が重要であると考えられるが，核家族の進展（家族形態），共働きの増加（保護者の就業状況）および勤務形態などの多様化は，保護者が子どもの食生活を十分に把握し管理していくことが困難な現状がみられる．これらのことから，子どもに対する食育については，学校においても積極的に取り組む必要性がある．これらのことを鑑みて，学校における食育の推進については，食育基本法や食育推進計画をはじめとして学校給食法，学習指導要領のなかでも明確に位置づけられている．また，2019(平31)年3月には新たに「食に関する指導の手引き ―第二次改訂版―」が文部科学省から発表された．学校における食に関する指導の基本的な考え方や指導方法はこれらを基盤として実施していくことが求められ，さらには，学校教育活動全体で食に関する指導に当たり，家庭や地域，他校種との連携を深めることで，学校における食育の一層の推進を図ることが期待されている．

（1）学校給食

　学校給食は，「学校給食法（1954（昭29）年，2009（平21）年一部改正)」などの法律に基づき，小学校，中学校，夜間課程をおく高等学校，特別支援学校の幼稚部および高等部において実施されている．改定「学校給食法」ではその目的の中に，学校給食が児童及び生徒の心身の健全な発達に資するだけでなく，食に関する正しい理解と適切な判断力を養う上で重要な役割を果たすものであるとして，「学校における食育の推進」を図ることが加えられた．さらに，同法第2条には，学校給食の目標が達成されるように次の7項目があげられている．

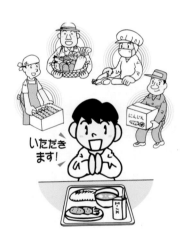

1. 適切な栄養の摂取による健康の維持増進を図ること．
2. 日常生活における食事について正しい理解を深め，健全な食生活を営むことができる判断力を培い，および望ましい食習慣を養うこと．
3. 学校生活を豊かにし，明るい社交性および協同の精神を養うこと．
4. 食生活が自然の恩恵の上に成り立つものであることについての理解を深め，生命および自然を尊重する精神並びに環境の保全に寄与する態度を養うこと．
5. 食生活が食にかかわる人々の様々な活動に支えられていることについての理解を深め，勤労を重んずる態度を養うこと．
6. 我が国や各地域の優れた伝統的な食文化についての理解を深めること．
7. 食料の生産，流通および消費について，正しい理解に導くこと．

学校給食の食事内容は，完全給食（パンまたはごはん，牛乳，おかず），補食給食（牛乳，おかず），ミルク給食（牛乳）の形態がある．学校給食における児童又は生徒1人1回当たりの摂取基準は，「日本人の食事摂取基準（2020年版）」を参考とし，その考え方を踏まえるとともに，厚生労働科学研究費補助金により行われた「食事状況調査」の調査結果を勘案し，児童生徒の健康の推進および食育の推進を図るために望ましい栄養量を算出したものである．したがって，この基準は，児童生徒の1人1回当たりの全国的な平均値を示したものであるから，適用に当たっては，個々の児童生徒の健康状態および生活活動の実態並びに地域の実情などに十分配慮し，弾力的に適用することとされている．

① 学校給食摂取基準の基本的な考え方

エネルギー，たんぱく質，脂質，ナトリウム（食塩相当量），カルシウム，鉄，ビタミン類，食物繊維，マグネシウムの摂取基準については**表4-3**に示す．

表4-3 学校給食において摂取すべき各栄養素の基準値など

	5歳	6～7歳	8～9歳	10～11歳	12～14歳	16～17歳
エネルギー (kcal)	490	530	650	780	830	860
たんぱく質 (%エネルギー)	13～20	13～20	13～20	13～20	13～20	13～20
脂質 (%エネルギー)	20～30	20～30	20～30	20～30	20～30	20～30
食物繊維 (g)	3.0以上	4.0以上	4.5以上	5.0以上	7.0以上	7.5以上
ビタミンA (µg RAE)	190	160	200	240	300	310
ビタミンB₁ (mg)	0.3	0.3	0.4	0.5	0.5	0.5
ビタミンB₂ (mg)	0.3	0.4	0.4	0.5	0.6	0.6
ビタミンC (mg)	15	20	25	30	35	35
ナトリウム (食塩相当量) (g)	1.5未満	1.5未満	2.0未満	2.0未満	2.5未満	2.5未満
カルシウム (mg)	290	290	350	360	450	360
マグネシウム (mg)	30	40	50	70	120	130
鉄 (mg)	2.0	2.0	3.0	3.5	4.5	4.0

表に掲げるもののほか，亜鉛についても示した摂取について配慮すること．
亜鉛…5歳：1mg，6～7歳：2mg，8～9歳：2mg，10～11歳：2mg，
　　　12～14歳：3mg，15～17歳：3mg

（資料：文部科学省「学校給食実施基準の一部改正ついて」（令和3年2月）より）

② 学校給食における食品構成について

学校給食摂取基準を踏まえながら，多様な食品を組み合わせて，食に関する指導や食事内容の充実を図ること．また，各地域の実情や家庭における食生活の実態把握の上，日本型食生活の実践，わが国の伝統的な食文化の継承について十分配慮することとされている．さらに，「食事状況調査」の結果によれば，学校給食のない日はカルシウム不足が顕著であるために，家庭の食事おいて積極的に牛乳，調理用牛乳，乳製品，小魚などの使用に配慮することとしている．

③ 学校給食における食事内容の充実について

食事内容については，学校における食育の推進を図る観点から，学級担任，栄養教諭などが給食時間はもとより各教科などにおいて食に関する指導に学校給食を活用した指導が行えるよう配慮することとされている．学校給食における管理栄養士・栄養士配置規定について**巻末資料2**に示す．

(2) 栄養教諭の役割

栄養教諭は各学校における指導体制の要として食育の推進において重要な役割を担っている．学校において食育を推進するためには，食に関する指導体制の整備が不可欠とされ，文部科学省は，2004（平16）年に学校教育法などの一部を改正し，新たに「栄養教諭制度」を設け2005（平17）年4月から開始された．栄養教諭は，管理栄養士又は栄養士の免許を有しており，栄養に関する専門性と教育に関する資質を併せもつ教師である．栄養教諭は❶ 食に関する指導および，❷ 学校給食管理を担うものであり，食に関する指導の内容については**図4-3**に示した．食に関する指導では，児童・生徒に対する個別相談として，偏食，ダイエットに対する正しい理解，肥満是正，食物アレルギー，運動部活動などへの対応と，児童・生徒への教科・特別活動などにおける教育指導があげられる．

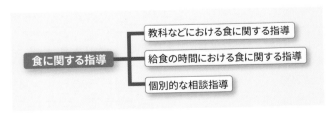

図4-3 食に関する指導の内容
（資料：文部科学省：食に関する指導の手引き−第二次改訂版−平成31年より）

学級担任，教科担任（家庭科，保健体育，社会など）と連携しつつ，必要に応じて養護教諭とチームを組んで，あるいは学校医，学校歯科医などと適切に連携をとりながら，対応することが考えられる．

このように，栄養教諭は，児童・生徒の食生活に関し，その専門性を生かしたきめ細かな指導・助言を行う，いわば食に関するカウンセラーとしての役割が期待される．

また，栄養教諭の職務と学校栄養職員の職務内容の違いを**図4-4**に示した．

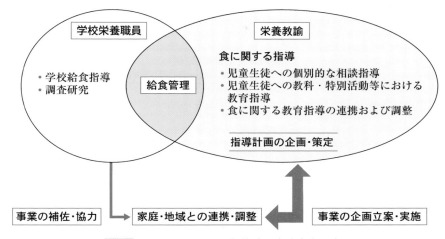

図4-4 学校栄養職員と栄養教諭の職務内容の違い

(引用：牛島久美子「栄養教諭制度の創設に伴い栄養教諭養成に期待すること」平成17年度
全国研究教育栄養士協議会吸収ブロック研修会講演要旨集　社）佐賀県栄養士会，2005)

2006（平18）年3月31日に政府の食育推進会議において決定された「食育推進基本計画」では，全国都道府県における栄養教諭の早期の配置を求めている．しかしながら学校給食はすべての学校で実施されているわけではないため，栄養教諭の配置は都道府県教育委員会や設置者の判断にゆだねられている．

2006（平18）年度での栄養教諭の配置は，25道府県359人であったが，2021（令3）年5月1日現在では，全都道府県において6,752人の栄養教諭が配置されており，配置数は年々増加している（**図4-5**）．

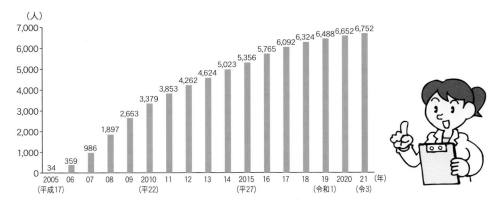

図4-5 公立小・中学校など栄養教諭の配置状況

(資料：文部科学省「学校基本調査」より)

　このように，栄養教諭の配置が進むことにより，各学校において，栄養教諭を中心として食に関する指導にかかわる全体計画が作成されることや教諭などにより，体系的・継続的な学校全体の取り組みとなることが期待される．また，各学校においては学校全体で組織的に食育が推進できるように，校内食育推薦体制を整備しなければならない．その一例を**図4-6**に示す．

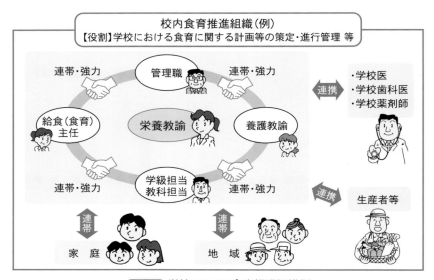

図4-6 学校における食育推進組織例
（資料：文部科学省「栄養教諭を中核としたこれからの学校の食育」，平成29年3月より）

　2005（平17）年7月に施行された「食育基本法」を踏まえて，2006（平18）年3月31日に政府の食育推進会議において決定された「食育推進基本計画」では，食育推進運動を重点的かつ効果的に実施し，食育の国民への浸透を図るため，毎年6月が「食育月間」，また毎月19日が「食育の日」と定められた（**図4-7**）．内閣府，文部科学省，厚生労働省，農林水産省などの関係府省が協力しつつ，地方公共団体並びに関係機関・団体に対しても参加を呼びかけ，全国的な食育推進運動を展開している．

　文部科学省ではその1つとして，各都道府県教育委員会などに対して食育月間の趣旨などについて通知し，PTA協議会と連携を図り，「早寝早起き朝ごはん」運動により，子どもたちと保護者に対する食育の推進を行い，食育に関する理解と関心を高めるための取り組みなどを展開している．

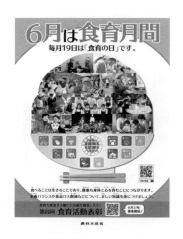

図4-7 食育月間ポスター
（引用：農林水産省HPより）

（3）学校・家庭・地域との連携

　前述のとおり，核家族化の進展や共働きの増加などによる社会環境の変化，外食，調理済み食品の利用など食生活が大きく変化している中，本来は家庭が担うべき食の教育力は低下してきている．児童・生徒への食育は，学校から家庭に対し「学年だより」や「学級だより」などを通じて生徒の食生活の状況や基本的な生活習慣の課題などについての情報発信，啓蒙活動を図るとともに，家庭での実践について協力をお願いするなど，学校と家庭との連携を密にする必要がある．また，学校給食に地域の生産物を取り入れるなどの地場産業の活用は，地域の自然や環境，それに伴う食文化への理解や愛着を深めることにつながる．一方では，学校が家庭や地域の協力を得て食生活や生活習慣の状況や実態を調査，把握し，その結果や成果および今後の取り組みの課題を共有するとともに，学校・家庭・地域が連携して協働の輪を広げ，次世代を担う子どもの食環境の改善に努める必要がある．

4　大学における栄養教育の特徴と留意事項

　一般には 20 歳から 64 歳までを成人期といい，成人期をさらに区分すると，青年期（20歳〜29歳），壮年期（30歳〜49歳），中年期（50歳〜64歳）に分けることができる．生活全般において自身で管理することが可能な世代ではあるが，個々のライフスタイルによって生活様式も多様化する難しさがみられる．

（1）青年期の特徴

　思春期の終わりころを含む青年期は，身体的には大人としての完成時期にあり，精神的には学校や家庭（親）から自立していく時期でもある．仕事を通じ社会人としての自身の役割りや，生活形態としては生活環境の変化（単身での生活，結婚で家庭を形成し育児など）が生じる．望ましい食習慣を身につけて食に対する自己管理能力の基盤を完成することができる重要な時期でもある．

（2）青年期の留意事項

　生活環境の変化が大きい時期である．仕事や結婚などこれまでと違った生活を送ることにより，生活活動の範囲が広がり，食事や運動など生活リズムも変わる．成人における朝食の欠食状況（令和元年国民健康・栄養調査）をみると，「朝食は何も食べない」と回答した者は 20 歳代の男性は 19.1 %，女性は 8.8 %であり，世代別にみても高い値を示している．朝食の欠食は，夕食の摂取時間帯，就寝時間，夜食の有無などの様々な生活習慣の要因と関連しているので，自身の生活習慣を見直す機会とする．

（3）青年期の栄養教育・栄養指導

　外食や中食が増えることにより野菜不足，塩分や脂肪の過多となりやすい．このような食

生活が継続して長期にわたると壮年期以降の生活習慣病発症につながることが懸念される．

● 栄養バランスを考えた食事形態の実践

栄養バランスの良い「主食・主菜・副菜」を考えた食事を摂取することができる．（食の選択力）．

● 生活習慣予防のためにも自身の適正体重を知る

● 外食や食品購入時（弁当，調理済み食品など）には，栄養成分表示を参考とするなど食の選択力の実践．

● 食に関する正しい情報の選択力を身につける

インターネット活用の中でも SNS の情報は若者世代の行動に影響を与える存在になっている．食に関する情報についても正しい情報の選択や活用ができるようになる．

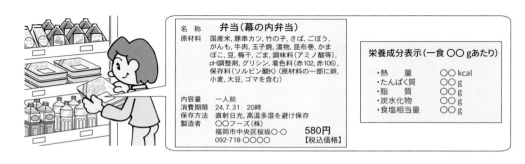

(4) 大学と地域における食育活動

大学と地域が連携して食育推進事業を実践することができる．例えば長崎県では，学生を中心とした若い世代の食に関する興味，関心の向上を図るために「朝食摂取に着目した取り組み」について大学と県とが連携し若い世代への食育推進事業を実施している．学生自らが，若い世代の食に関する課題や課題解決のための事業計画を提案し，活動の成果を報告している．このように学生自身が食育に関する情報の発信者であり支援者にもなっている．さらには，SNS を活用した学生考案のレシピ集の紹介や，学園祭などのイベントを通じて朝食メニュー調理品の販売など，地域に向けて食育広報活動行われている．支援は対象者が所属する学校（大学）や職場などの組織を通じて行うことで広がりをみせている．

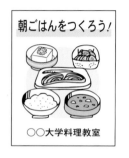
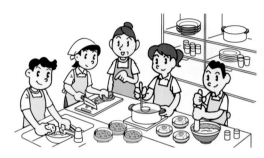

3　地域における栄養教育・栄養指導の展開

1　妊娠・授乳期の栄養教育の特徴と留意事項 —胎児や赤ん坊の分まで食べなくては—

（1）妊娠，授乳期の特徴

　妊娠，授乳期の栄養は，母体と乳児（胎児）と常に同時に二面性をもっていることから，他の対象とは全く異なった機序（メカニズム）によって営まれている．どのような場合においても母児間には因果関係があり，母親の健康状態によって妊娠，分娩などの経過や新生児の体位や健康が左右され，母乳の分泌などが影響を受けることが知られている．母性の栄養管理の意義，目的がここにある．

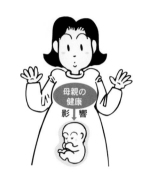

（2）妊　娠

　妊娠，出産は女性の生理的な現象とはいえ，その期間を無事に経過することは，並大抵なことではない．妊婦自身の自覚は当然であるが，家族や職場などにおける周囲の人たちの充分な理解と協力が必要であり，妊娠から出産までの一貫した総合的な妊婦管理が重要となってくる．

　その中で日常の食生活の適否は，母体の経過はもとより，胎児，新生児の発育，発達の良否に大きく影響する．胎児が健やかに育ち，分娩，出産が順調に経過するためには，妊婦が心身ともに健康で快適に生活することが大切である．

（3）妊娠・授乳期の留意事項

- 妊娠してからではなく，思春期以降の健康管理が大切である．
- 誤った美容・健康意識による「やせすぎ」に注意する．
- 運動不足による肥満などにより体力が低下しないように注意する．
- 「妊娠前からはじめる妊産婦のための食生活指針（2021（令3）年3月，厚生労働省）」を活用する（図4-8，表4-4）.

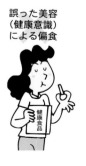
誤った美容
（健康意識）
による偏食

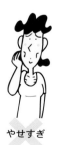
やせすぎ

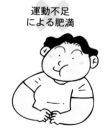
運動不足
による肥満

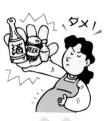
アルコール
の摂取

第4章

多様な場（セッティング）における
ライフステージ別の栄養教育・栄養指導の展開

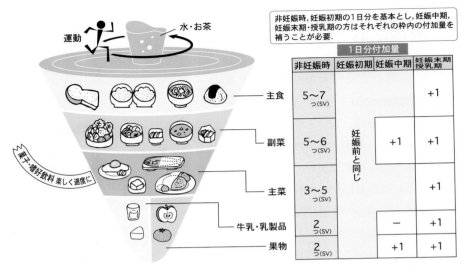

非妊娠時，妊娠初期の1日分を基本とし，妊娠中期，妊娠末期・授乳期の方はそれぞれの枠内の付加量を補うことが必要．

	非妊娠時	妊娠初期	妊娠中期	妊娠末期・授乳期
主食	5〜7 つ(SV)			+1
副菜	5〜6 つ(SV)	妊娠前と同じ	+1	+1
主菜	3〜5 つ(SV)			+1
牛乳・乳製品	2 つ(SV)		−	+1
果物	2 つ(SV)		+1	+1

図4-8 妊産婦のための食事バランスガイド（厚生労働省HPより作成）

表4-4 妊娠前からはじめる妊産婦のための食生活指針

● 妊娠前から，バランスのよい食事をしっかりとりましょう
　若い女性では「やせ」の割合が高く，エネルギーや栄養素の摂取不足が心配されます．主食・主菜・副菜を組み合わせた食事がバランスのよい食事の目安となります．1日2回以上，主食・主菜・副菜の3つをそろえてしっかり食べられるよう，妊娠前から自分の食生活を見直し，健康なからだづくりを意識してみましょう．
●「主食」を中心に，エネルギーをしっかりと
　炭水化物の供給源であるごはんやパン，めん類などを主材料とする料理を主食といいます．妊娠中，授乳中には必要なエネルギーも増加するため，炭水化物の豊富な主食をしっかり摂りましょう．
● 不足しがちなビタミン・ミネラルを，「副菜」でたっぷりと
　各種ビタミン，ミネラルおよび食物繊維の供給源となる野菜，いも，豆類（大豆を除く），きのこ，海藻などを主材料とする料理を副菜といいます．妊娠前から，野菜をたっぷり使った副菜でビタミン・ミネラルを摂る習慣を身につけましょう．
●「主菜」を組み合わせてたんぱく質を十分に
　たんぱく質は，からだの構成に必要な栄養素です．主要なたんぱく質の供給源の肉，魚，卵，大豆および大豆製品などを主材料とする料理を主菜といいます．多様な主菜を組み合わせて，たんぱく質を十分に摂取するようにしましょう．
● 乳製品，緑黄色野菜，豆類，小魚などでカルシウムを十分に
　日本人女性のカルシウム摂取量は不足しがちであるため，妊娠前から乳製品，緑黄色野菜，豆類，小魚などでカルシウムを摂るよう心がけましょう．
● 妊娠中の体重増加は，お母さんと赤ちゃんにとって望ましい量に
　妊娠中の適切な体重増加は，健康な赤ちゃんの出産のために必要です．不足すると，早産やSGA（妊娠週数に対して赤ちゃんの体重が少ない状態）のリスクが高まります．不安な場合は医師に相談してください．日本産科婦人科学会が提示する「妊娠中の体重増加指導の目安」を参考に適切な体重増加量をチェックしてみましょう．
● 母乳育児も，バランスのよい食生活のなかで
　授乳中に，特にたくさん食べなければならない食品はありません．逆に，お酒以外は，食べてはいけない食品もありません．必要な栄養素を摂取できるように，バランスよく，しっかり食事をとりましょう．
● 無理なくからだを動かしましょう
　妊娠中に，ウォーキング，妊娠水泳，マタニティビクスなどの軽い運動をおこなっても赤ちゃんの発育に問題はありません．新しく運動を始める場合や体調に不安がある場合は，必ず医師に相談してください．
● たばことお酒の害から赤ちゃんを守りましょう
　妊娠・授乳中の喫煙，受動喫煙，飲酒は，胎児や乳児の発育，母乳分泌に影響を与えます．お母さん自身が禁煙，禁酒に努めるだけでなく，周囲の人にも協力を求めましょう．
● お母さんと赤ちゃんのからだと心のゆとりは，周囲のあたたかいサポートから
　お母さんと赤ちゃんのからだと心のゆとりは，家族や地域の方など周りの人々の支えから生まれます．不安や負担感を感じたときは一人で悩まず，家族や友人，地域の保健師など専門職に相談しましょう．

（資料：厚生労働省，妊娠前からはじめる妊産婦のための食生活指針（令和3年3月））

（4）妊娠・授乳期の栄養教育・栄養指導

　妊娠中は母体の保全，胎児の発育のために，妊娠各期における必要な栄養素を充足し，適正な食生活が営まれるようにすることはいうまでもない．

　妊娠初期には，妊婦の 80 ％に発現する「つわり」は特に精神的な影響を受けやすいので，低栄養に陥らないように，また，妊娠の全期間がこのことに支配されないようにすることが大切である．

　妊婦の栄養状態の低下は，妊娠中の健康状態を悪くするばかりでなく，貧血，妊娠高血圧症候群の誘因となり，並行して，死産，先天性奇形，未熟児出産，新生児死亡を多発させる誘因ともなる．一方，栄養過剰は妊婦の肥満，糖尿病，分娩時異常，巨大児出産，脂質異常症などを発現しやすく，長期にわたるだけに生活習慣病予防の観点からも注意が必要である．

　妊婦・授乳期の食事摂取基準については，個人差もあるが，栄養管理上の目安として用いたい．以下に栄養指導の要点を示す．

> ● 妊産婦栄養の意義を認識させる．
> ● 妊娠初期・中期・後期における各栄養素の必要性と適正な食事摂取基準（摂取量）を理解させる．さらに，それらの条件を満たすための食品構成，献立計画，食品の選択，調理法，食べ方などの具体的な指導を行う．

（5）妊娠期間中の指導

①　妊娠初期（〜 4 か月）

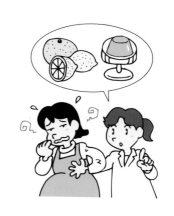

- 妊婦自身のこころの準備，家族の理解と協力
- 妊婦の就業と生活の整理
- 定期検診の励行（母子保健法の理解）
- 感染の予防，流産の予防
- つわり時の食事指導…少量頻回の食事摂取と水分補給
- 便通の習慣性…食物繊維の多い食品の積極的摂取
- 不安感の除去…睡眠・休養の確保

②　妊娠中期（5 か月〜 7 か月）

- 母乳栄養確立への認識を深める…乳房の手当て
- 定期検診の励行…体重測定，検尿，血圧測定，浮腫の早期発見と腎機能検査
- 出産準備
- 積極的な栄養指導…貧血予防，適正摂取，薄味指導

③ **妊娠後期（8 か月～出産）**

- 定期検診の励行
- 日常生活の摂生…睡眠，休養，運動の適正，便通の習慣など
- 出産準備
- 栄養指導…食事回数，適正摂取，糖分・塩分の摂りすぎ，加工食品，外食の注意，動物性食品の適正摂取など
- 妊娠高血圧症候群の予防のための指導

④ **出産後**

産じょく期間（妊娠・出産により大きく変化した体を回復させるための期間は通常 6 ～ 8 週間である．

- 栄養の必要性と実際の食生活指導

⑤ **授乳期**

授乳婦に栄養の意義を理解させ，生活環境に適応した適正な食生活指導を行う．

- 乳汁分泌のメカニズムを理解させる
- 母乳栄養確立への積極的指導，少なくとも生後 3 か月は母乳で育児
- 母乳栄養の母児におよぼす精神的・栄養的効果を認識させる
- 母乳分泌のための食生活指導
- 高年の初産婦に対する指導
- 妊娠高血圧症候群の予防のための指導

バランスの良い食事で健康な妊娠期を！

　妊娠期間中はエネルギーおよびたんぱく質，各種ビタミン，カルシウム，鉄，葉酸などの必要量が増加します．食事は，主食を中心に主菜，副菜が整った食事を心がけましょう．果物，乳・乳製品も忘れないように．

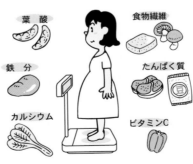

（6）リプロダクティブ・ヘルスと栄養教育

リプロダクティブ・ヘルス（ライツ）とは，性と生殖に関する健康（権利）である．国際人口開発会議（1994年）において，人権と性の観点から生殖機能や過程（妊娠，出産，避妊など），疾病などについて身体的・精神的・社会的に良好な状態を保障し，特に女性の性の自己決定権を尊重する考え方が国際的に承認された．その権利主張により安全に出産できる母子保健が保証された．ドメスティックバイオレンスから女性を守るなどが挙げられる．

栄養教育では，医療機関や行政施設ばかりではなく，すべての女性の権利を守りながら，妊娠・授乳期の女性の健康問題に対して新しい知識を身に付けた上で，対象者に適した指導を充実させ，女性のQOLの向上を支援していくことが望まれる．

2 母性の育成と栄養教育

近年の出生数の減少，核家族化の進行などにより，子どもを育てる環境が大きく変化している．また，地域の連帯意識の希薄化，育児情報の氾濫，就労率の上昇から女性の妊娠・出産・子育てに対する不安が高まってきている．女性にとって妊娠・出産期間は，育児に対する不安や悩みを抱えやすい時期であることから，これらの不安や悩みを身近なところで軽減し，早期に相談できるような適切な情報提供と相談の場が求められている．

国は，次世代の社会を担うすべての子どもが健やかに生まれ，育成される環境の整備を図り，地域や職場における総合的な次世代育成支援対策を推進するため，「次世代育成対策推進法」を制定した．次世代育成支援対策では，父母や，その他の保護者が子育てについての第一義的責任（最も重要な責任）を有するという基本的認識のもと，家庭その他の場において子育ての意義を理解し，子育てに伴う喜びが実感できるよう配慮することや，社会連帯による子どもと子育て家庭の育成・自立支援，母性を育成する取り組みが求められている（図4-9）．

栄養教育では，妊娠・授乳期の健康や栄養管理の実際を習得させることだけではなく，母性の育成に努めることが求められる．そのためには，家庭内で協力のあり方を考える機会を提供することや，経験者の体験談を聞くこと，および同じ立場の者同士の情報交換の場の提供などが重要となる．また，育児を支援してくれる地域や団体との連携も必要である．

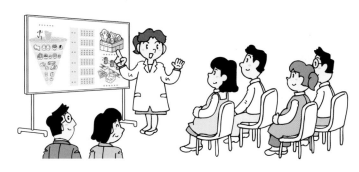

子どもと子育てを 応援する社会	家族や親が子育てを担う 〈個人に過重な負担〉 ●子どもが主人公 （チルドレン・ファースト）	→	社会全体で子育てを支える 〈個人の希望の実現〉
		●「少子化対策」から 「子ども・子育て支援」	●生活と仕事と子育ての調和
基本的な考え方	1. 社会全体で子育てを支える ●子どもを大切にする ●ライフサイクル全体を通じて社会的に支える ●地域のネットワークで支える		2.「希望」がかなえられる ●生活，仕事，子育てを総合的に支える ●格差や貧困を解消する ●持続可能で活力ある経済社会が実現する
3つの大切な姿勢	●生命（いのち）と育ちを大切にする　●困っている声に応える　●生活（くらし）を支える		

目指すべき社会への政策4本柱と12の主要施策

1. 子どもの育ちを支え，若者が安心して成長できる社会へ ●子どもを社会全体で支えるとともに，教育機会の確保を ●意欲を持って就業と自立に向けるように ●社会生活に必要なことを学ぶ機会を	3. 多様なネットワークで子育て力のある地域社会へ ●子育て支援の拠点やネットワークの充実が図られるように ●子どもが住まいやまちの中で，安全・安心に暮らせるように
2. 妊娠，出産，子育ての希望が実現できる社会へ ●安心して妊娠・出産できるように ●誰もが希望する幼児教育と保育サービスが 　受けられるように ●子どもの健康と安全を守り，安心して医療に 　かかれるように ●ひとり親家庭の子どもが困らないように ●特に支援が必要な子どもが健やかに育つように	4. 男性も女性も仕事と生活が調和する社会へ （ワーク・ライフ・バランスの実現） ●働き方の見直しを ●仕事と家庭が両立できる職場環境の実現を

図4-9 子ども・子育てビジョン（2010（平 22）年　閣議決定）

3 障がい者の栄養教育の特徴と留意事項

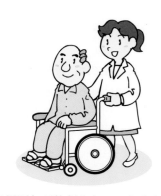

　障がい者とは，わが国では 2004（平 16）年 6 月に改正された「障害者基本法」の第 2 条で，「身体障害，知的障害又は精神障害があるため，継続的に日常生活又は社会生活に相当な制限を受けるものを言う」と定義している．

　現在，わが国の障がい者数は，身体障がい者が 436 万人，知的障がい者は 109.4 万人，精神障がい者は 614.8 万人と推計され，総人口の約 9.2％ を占めている（2023（令 5）年版障害者白書）．

　2003（平 15）年 5 月に健康増進法および「健康増進法施行規則」が施行され，これより，特定給食施設では，根拠に基づく栄養管理の重要性が指摘された．同様に 2005（平 17）年の「介護保険制度」の改正により，介護予防に重点をおいた栄養ケア・マネジメントの導入が，さらに，2006（平 18）年 4 月から施行された「障害者自立支援法」において障がい者に適切な栄養管理の必要性が，すなわち，障がい者施設における栄養ケア・マネジメントが導入され，個人個人に対応した栄養ケアを提供することの重要性が指摘されている．しか

しながら，地域で生活する障がい者の栄養および健康に関する実態や意識・ニーズに関する調査・研究例が少なく，科学的根拠に基づく栄養アセスメントの実施は手探りの状態である．

　近年では厚生労働省が，障害者福祉事業の一環として障害者自立支援調査研究プロジェクトの実施に取り組んでいる．障がい者の栄養問題は障がいの種類によって異なっているので，今後は，障がいの種類や状況に応じた栄養アセスメント法のマニュアル化や栄養管理ガイドラインの作成が緊急の課題となっている．これらのことを踏まえ，管理栄養士，栄養士，医師，看護職員および生活支援員などの専門職間では情報の提供・共有化および連携を図り，根拠に基づく食生活・栄養の支援体制が確立される必要がある．「障害のある当事者からのメッセージ」を表4-5に示す．

表4-5 「障害のある当事者からのメッセージ」集計結果

	障害について知ってほしいこと
知覚障害	・視覚障害者が点字を使えるとは限らない ・エレベーターが止まった時に何階なのかが分からない
聴覚・言語障害	・聴覚障害者はコミュニケーションが困難な点につらさがある ・音声での情報が理解できず，アナウンスされても分からない
肢体不自由	・車椅子を利用していると，ちょっとした段差や障害物があると前に進むことができない ・車椅子を利用していると，高いところには手が届かず，床にある物も拾いにくい
内部障害	・外見では分からないため，周りからは理解されにくい ・障害がある臓器（心臓・肺）だけに支障があるのではなく，それに伴い全身状態が悪く，毎日毎日疲れが取れない疲労感に浸った状態で，集中力や根気に欠けトラブルになる場合も少なくない
知覚障害	・抽象的な概念が理解できない ・自分の意思を表現したり，質問したりすることが苦手
精神障害	・病気の苦しみも強いが収入も少なく生活上の苦しみも強い ・精神障害と分かると不利な扱いを受けることが多いため，精神障害であることを知られたくない者が多い
発達障害	・全国に6.3％いると言われながら十分な理解と支援をなかなか受けられていないLD（学習障害），ADHD（注意欠陥／多動性障害），アスペルガー，高機能自閉症などの軽度発達障害者の存在 ・外見では分かりにくいため「態度が悪い」「親のしつけが悪い」などと批判されやすい

（資料：内務省）

（1）障がい者の栄養問題

　障がい者（児）の多くが食生活上の問題を抱えている．健常者に比し，日常生活における身体活動量の低下や運動不足，ストレス，異常な食行動，満腹中枢の障害などによる過食傾向，食欲不振，消化管障害（下痢，便秘），食行動（早食い，偏食，過食など），疾病の治療による薬剤の副作用などから肥満がみられ，一方で，やせ傾向である場合も多い．

　障害の種類，程度によって個人差が大きいことから個別指導が重視され，障がい者自身と

その家族や介護者に適切な栄養指導を行う．食環境については，ユニバーサルデザイン食器を活用して，食べやすい箸，スプーン，コップなどを使って可能な限り自分で食事をするように指導する（**表4-6**，**図4-10**）．また，自助調理器具を使って自分で調理を行う自立した食生活へと導き，摂食能力を高めさせ，食に対する意欲や楽しみを見出させることが重要である．

表4-6 食器用機器などの用途別種類

皿，鉢類	縁高のすくいやすい食器，すべり止めつき食器，吸盤底つき食器，スクープディッシュ
はし類	指輪つきはし，ピンセット型はし，鎖つきはし
ストロー類	曲がりつきストロー，弁つきストロー，チューブ
カップ，コップ類	吸い口つきカップ，ホルダーつきカップ，すべり止めつきカップ，ふたつきコップ，変形コップ，ストローつきコップ，ガードルつきコップ
スプーン類	ソフトスプーン，ホルダー式スプーン，太柄つきスプーン，角度調節式柄つきスプーン，変形柄つきスプーン，曲がりスプーン
フォーク，スポーク類	長柄つきフォーク・スポーク，太柄つきフォーク・スポーク，角度調節式柄つきフォーク・スポーク，変形柄つきフォーク・スポーク，ホルダーつきフォーク・スポーク
固定具類	吸盤，すべり止めマット・シート，すべり止めコップ受け，食器固定台，ストローホルダー，プレートフードガード
保持用具類	スプーン・フォーク類用ホルダー，コップホルダー，スプリント，フォーラムラバー

（資料：政安静子：栄養教育論／坂本元子編，2006，第一出版）

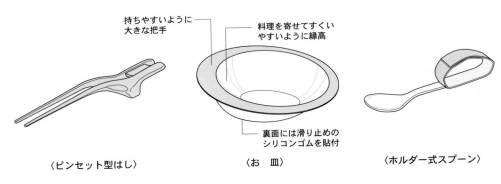

持ちやすいように大きな把手

料理を寄せてすくいやすいように縁高

裏面には滑り止めのシリコンゴムを貼付

〈ピンセット型はし〉　　　〈お　皿〉　　　〈ホルダー式スプーン〉

図4-10 主なユニバーサルデザイン食器

① 身体障がい者の栄養教育・栄養指導

● 聴覚障がい者の場合は，手話によるコミュニケーションを図ったり，口話をみるため，相手としっかり正対し，ゆっくりと口を大きく動かして意志疎通を図る．

● 視覚障がい者の場合は，料理の並べ方に配慮し（クロックポジションの活用，**図4-11**），熱い料理や汁物は適温に冷まして提供する．不用意に香辛料などを食べたりしないよう

に，香辛料，料理の飾り，つまようじの存在を知らせる必要がある．食器は安定感のあるものを選ぶ．

● 肢体不自由障がい者の場合は，残存機能を引き出すような訓練や補助をし，食事の自立を援助することが必要である．

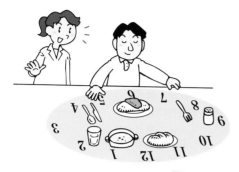

> **クロックポジション**
> 時計の針の位置に例えて場所を視覚障がい者へ知らせる手段で，イラストのように「8時にフォーク」，「6時にオムライス」，「4時にスプーン」といったように説明することである．

図4-11 クロックポジション

② **知的障がい者の栄養教育・栄養指導**

● 肥満の頻度が高い一方で，やせも見られることから，栄養管理については，一人ひとりに対して最適なサポートを提供する必要がある．日常の生活活動は健常者に比べて少ないが，身体の重心の揺れ（体動）によりエネルギー消費量を増加させている．日常の生活活動時のエネルギー消費量を推定する場合は，健常者の尺度は採用できないことに留意する．

● 貧血のタイプは，鉄欠乏性貧血以外の正球性正色素性貧血の割合が高い．このことは，慢性炎症の1つである歯周疾患の存在による可能性が示唆される．知的障がい者本人の努力では口腔内の衛生状態を保つことが容易ではないので，家族の支援・配慮が必要である．

● 日常生活における食行動では，家庭および施設において情報を共有し，医師，看護職員，管理栄養士，生活相談員などと連携して支援していくことが必要である．

③ **精神障がい者の栄養教育・栄養指導**

● 精神障がい者は，薬物治療が栄養と関連する副作用を把握しておくことが必要となる．薬剤の副作用で，食欲の低下あるいは増大，味覚障害や消化管障害（下痢・便秘）などの症状を呈することを考慮する．

4 市町村保健センターにおける栄養教育

「健康日本21」の地方計画策定が推進され，各自治体では，それに基づき個人や集団の自覚を高め，主体的な健康づくりへの取り組みを行うと同時に，それらが実現しやすい支援的

環境づくりを行っている．その中で栄養教育は，保健師と連携して，身体的・精神的健康度を向上するために科学的根拠に基づいた健康教育の一端を担う形で行われるようになってきている．そのため，管理栄養士・栄養士には健康教育の長期の継続効果やQOLを視野に入れた疫学的な評価を行うことができる専門性の高い能力が不可欠である．

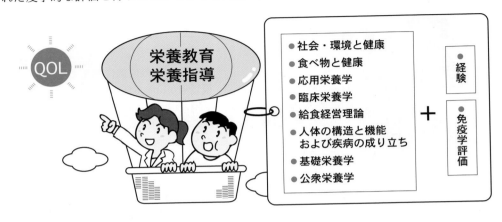

(1) 特定健診・特定保健指導（特定健康診査・特定保健指導）

「特定健診・特定保健指導」は，2008（平20）年4月から始まった生活習慣病予防を目的とした制度で，医療保険者（健康保険組合，国民健康保険）の40～74歳までの全ての加入者に対し，メタボリックシンドローム（内臓脂肪症候群）に着目した特定健診（特定健康診査）および特定保健指導の実施が義務付けられることになった，従来の健診・保健指導は，病気の早期発見，早期治療を目的に行われていたが，「特定健診・特定保健指導」の取り組みはメタボリックシンドロームに着目した対策で，生活習慣病の予防に医師，管理栄養士，保健師が早期介入し，行動変容につながる保健指導を行うのが特徴である．特定健診を受けた対象者全員に対し，生活習慣病のリスク要因の数に応じて「情報提供」，「動機づけ支援」，「積極的支援」に階層化し，それぞれ階層化されたレベルに応じて保健指導を行い，指導の結果もアウトカムが評価される．また，2024（令6）年度からは，成果を重視した特定保健指導の評価による特定保健指導の見える化の推進や，体系情報通信機器（ICT）を活用した遠隔面接などを推進するなどの見直しが行われている．

医療制度改革のポイント

● 医療保険者に「特定健診・特定保健指導」の義務化．
● 「特定健診・特定保健指導」にメタボリックシンドロームの概念を導入．
● 糖尿病などの生活習慣病有病者・予備群の25％削減（2023年を目途）．

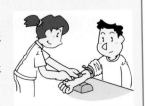

（特定健診・特定保健指導プログラムのPDCAサイクルについてはp.61を参照）

わが国の平均寿命は，2021（令3）年現在，男性81.47歳，女性87.57歳と世界でもトップレベルである．しかし高齢化の急速な進展に伴い疾病構造も変化し，疾病全体に占める虚血性心疾患，脳血管疾患，糖尿病などの生活習慣病の割合が増加し，死亡原因に占める生活習慣病の割合は約50％で，医療費において生活習慣病の占める割合は国民医療費の約30％である（2020（令2）年 厚生労働省）．「特定健診・特定保健指導」の義務化によって，将来の医療費の削減につながることが望まれる．

（2）特定保健指導において管理栄養士に求められる資質

保健指導対象者に生活習慣改善の必要性を理解させ，行動変容につながる指導をするためには，以下のように管理栄養士自身が高い専門性とスキルをもつと共に，豊かな人間性をもつことが要求される．

- 行動変容につながる特定保健指導ができること．そのためには，行動変容を促すための知識や技術（行動変容段階モデルの活用，コーチング技術，カウンセリング技術，コミュニケーション技術など）が必要である．
- 対象者のライフスタイル，考え方，行動変容のステージなど多様化しているので，対象者の個々の状況に応じた支援ができること．
- 対象者自らが生活習慣，食習慣を振り返り，目標をたてて自己の健康，生活習慣，食習慣，食行動などに関するセルフケアができることを目指した支援であること．

5 医療と保健・福祉の連携による栄養教育

人間の健康は食生活と深い関わりをもち，心身の健康を維持・増進には食生活の自立や自律が重要である．傷病者や障がい者の栄養教育はこれまで，行政機関や医療機関，社会福祉施設，介護保険施設などがそれぞれの立場で支援を行ってきたが，規在，傷病者や障がい者が生活する地域において，保健・医療・福祉サービスが相互に連携し包括的に支援を行おうという動向が高まっている（**図4-12**）．

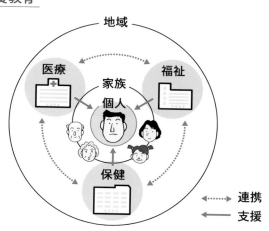

図4-12 医療と保健・福祉の連携

　具体的事例として青森県で推進されている「保健・医療・福祉包括ケアシステム」では，対象者に身近な行政単位である市町村が中心となり保健・医療・福祉サービスに加え，ボランティアや NPO，地域住民が一体となって個人に対する援護を行っている．援助に当たっては援助に関わる者が実務者レベルで「包括ケア会議」を行い，個人について検討を行うとともに定期的な情報交換を図っている．地域における支援態勢の整備は傷病者や障がい者が住み慣れた地域や自宅で生活しながら，QOL を向上することができるという長所があり，ノーマリゼーションの観点からも意義深いものである．ノーマリゼーションとは，障がいがあっても，地域社会の中で普通に生活を送ることができるように環境を整え支援し，地域でともに暮らす社会の実現を目標とする理念である．1950 年代にデンマークのバンク・ミケルセンらにより提唱された．

（1）ノーマリゼーションと栄養教育

　わが国では，1996（平 8）年度からノーマリゼーションの理念に基づき障がい者対策が行われており，2003（平 15）年度からは「新障害者プラン」が推進されている．この対策は，障害の有無にかかわらず，国民だれもが相互に人格と個性を尊重し，支え合う「共生社会」の実現を目指している．また，社会福祉の増進のため社会福祉事業法の一部改正が行われ，福祉サービスは，これまでの「措置制度」から「支援費制度」に見直された．さらに，2006（平 18）年度からは「障害者自立支援法」に移行し，2010（平 22）年度には「障がい者制度改革推進本部等における検討を踏まえて障害保健福祉施策を見直すまでの間において障害者等の地域生活を支援するための関係法律の整備に関する法律」が成立し，障がい児支援の強化や地域における自立した生活のための支援の充実が図られている．

　ノーマリゼーションの理念のもとで，栄養教育では適正な栄養補給および栄養補給のための食環境の整備という食生活支援が求められており，ひいては障がい者の QOL を向上させ，社会的自立の実現を目指すものである．また，管理栄養士・栄養士は，障がい者自身に対する支援だけではなく，障がい者の家族や，医師や薬剤師，看護師などの専門職種と連携を図りながら，障がい者の栄養教育に取り組む必要がある．現在，わが国では，在宅の障がい者やその家族に対する援助および障がい者の社会生活力を高める支援を行うことで，入所型施設福祉から在宅福祉・地域福祉へと障害者福祉施策の転換を図っている．

4 職場における栄養教育・栄養指導の展開

1 成人期の栄養教育の特徴と留意事項

（1）成人期の特徴

　一般的には20歳から64歳までを成人期といい，成人期をさらに区分すると，青年期（20歳〜29歳），壮年期（30歳〜49歳），中年（実年）期（50歳〜64歳）に分けることができる．青年期の完成期を経て高齢期への移行期でもある成人期は，身体的・精神的および社会的にも成熟し安定充実した時期であり最も活動的な年代でもある．壮年期は親からの独立，就職，結婚，出産，子育てに従事する時期でもあり個々により大きなライフスタイルの変化や環境の変化に対応しながらも心身共に充実した時期を迎えている．一方では，40歳代に入り壮年期を迎える頃になると身体的な衰えを感じ始め，体力の低下や疲労感，疲労回復の遅さを意識し，さらには社会的に責任のある仕事を任され，体力とのバランスが保てずストレスによる健康障害を抱え込むことも多い．また，女性では50歳前後から閉経期を迎え個人差はあるが更年期障害がみられ，閉経に伴うエストロゲン分泌減少により骨粗鬆症などの疾患が徐々に進行している時期である．生活習慣や食習慣は多様化しており欠食や外食，不規則な生活リズムや食事，睡眠不足や運動不足，ストレスも多く，喫煙，飲酒などの問題もあり，長期にわたる生活習慣の結果から生じる生活習慣病が発症しやすくなる．

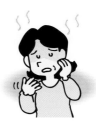

（2）成人期の留意事項

　この時期の栄養教育の要点は，来るべき高齢期での健康状態やQOL（生活の質）および健康寿命の延伸にも深く関わってくるので，健康および食に関する自己管理能力の向上を図り，健康の維持・増進とともに生活習慣病の予防である．

（3）成人期の栄養教育・栄養指導

①　生活習慣の改善（生活習慣病の予防）

　成人期は，欠食や不規則な食事時間，喫煙，飲酒といった食習慣や食行動が要因になって，肥満，高血圧，糖尿病，脂質異常症，動脈硬化および，がんなどの生活習慣病が生じる危険性が高い．また，外食，中食といわれる持ち帰りの弁当や調理済み惣菜の利用の増大は，高エネルギー・高たんぱく質・高動物性脂肪に偏りがちで，濃い味付け（塩分・砂糖類）のものが多くみられる．このような食の形態を利用する頻度の高い人に対しては，栄養のバランスがとれたメニュー選びおよび食材の組み合わせなど栄養に関する知識・情報とともに「食」を選択する力が習得できるような栄養教育を行う必要がある．ストレスも多い世代であるこ

とから健康づくりの三要素である栄養，運動，休養のバランスをとることが大切である（**巻末資料 11，12**）．

● 規則正しい食生活および生活リズム，ライフスタイルを考慮した適正栄養量の摂取，「何を」，「どれだけ」食べたら良いのかの理解（食生活指針（**巻末資料 4**）・食事バランスガイドの活用）．

● 運動不足に注意し，身体活動量をアップするような生活の工夫（健康づくりのための身体活動基準 2013（**巻末資料 7**）の活用）

● 適正体重の維持を図る．生理機能の低下に伴い基礎代謝が低下し，運動不足や生活活動量の低下による消費エネルギーの減少，さらに栄養摂取過剰で肥満を招きやすいので注意する．

● 動物性たんぱく質，脂質や塩分の過剰摂取，一方では，野菜，海藻，きのこ類などの食物繊維の多い食材の摂取不足に注意する．特に塩分の摂りすぎは，高血圧の誘因となり，動脈硬化を促進することになるので以下にあげる減塩食の工夫をする

● 加工食品・インスタント食品の使用頻度を減らす．
● かけ醤油から割り醤油に切り替える．
● 塩分の少ない調味料を利用する．
● 酸味・うま味・香辛料を利用する．

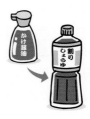

---

② **自己管理能力の支援**

　健康の維持・増進を図り，生活習慣病の予防や食生活の改善のためには，日常の生活習慣や食習慣に問題点はないのかどうかなど，自分自身を知ることが必要になる．対象者は，心身の健康状態や栄養状態，運動習慣，休養状態などを振り返り，自己把握・自己分析・自己評価をするなかで，問題があればよりよい方向に向かうように，主体的な自己管理能力を習得することが大切である，そのためには，管理栄養士・栄養士は，対象者の食事量や食行動，体重を対象者自身に記録（セルフモニタリング）させたりして，自己の健康度や生活習慣のチェック，アセスメントなどにより気づきを促し，日頃から生活習慣を改善する意欲を高め（セルフエフィカシー），個々人が自己管理できる知識や能力・技術の実践をサポートすることが必要である．

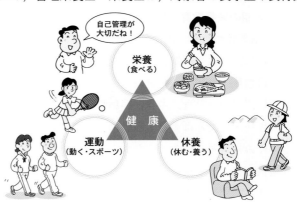

③ 更年期の栄養教育

　人により症状は異なるが，40歳代の後半期から生殖器の退行が始まり，50歳頃には閉経を迎える．この時期にはホルモンのバランスが崩れ，様々な更年期障害が発症するので栄養管理には注意を要する．発汗，ほてり感，のぼせ，倦怠感，抑うつ，動悸，めまい，手足の冷えなどの不定愁訴がみられる．骨は常に骨吸収と骨形成を繰り返しているが骨吸収は女性ホルモンとの関連が強く，閉経後の女性は，エストロゲンの減少によって骨吸収の亢進がみられ，その結果，骨量は減少し，骨粗鬆症を来す場合がある．年齢による骨量の変化を**図4-13**に示す．

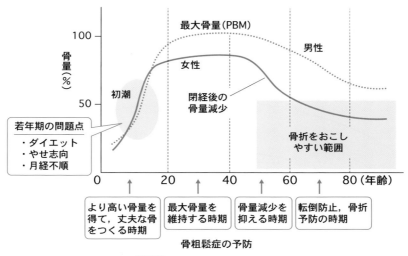

図4-13 年齢による骨量の変化

（文部科学省：「食生活を考えよう2002」を一部改変）

　栄養教育の面からは，生活に生きがいをもち，規則正しい生活を送ることで自律神経のバランスを整えたり，適度な運動とともに心身の休養を心がけ，生きがいや自分にあった生活の楽しみ方など，ストレスの対処法をみつけ実践していくことで，更年期をすこやかに乗り切る支援が必要である．

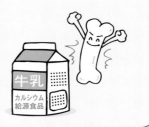

骨粗鬆症予防のポイント

- カルシウム給源食品（牛乳・乳製品，小魚類など）を計画的に摂取する．
- ビタミンD・たんぱく質を十分に摂取する．
- リンの摂取を適量にとどめる．
- 適度な運動と日光浴に努める．

2 職業とライフスタイル・疾病との関係

　職場では，近年の技術革新の進展，就業形態の多様化の中で，仕事に関する強い不安や悩み，ストレスの増大が深刻な問題となっている．そのため，厚生労働省は，労働者の心身両面にわたる健康保持増進措置（トータル・ヘルスプロモーション・プラン：THP）の積極的な推進を図っている．産業栄養指導担当者である管理栄養士・栄養士は，食習慣・食行動の評価とその改善指導を行うようになっているが，図4-14 に示すように労働者の生活習慣病の発症には，職業上の要因も関係しており，食生活や生活習慣のみに焦点をあてた栄養教育は現実的とはいえない．食生活や生活習慣に影響をおよぼしている職業上の要因を視野に入れた実行可能な栄養教育を行うべきであろう．それには，企業の安全衛生管理体制のメンバーである産業医や，健康づくりスタッフである看護師，保健師，運動指導担当者などと連携体制を整え効果的に行う必要がある．

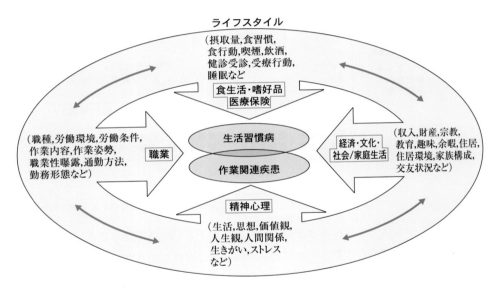

図4-14 職業とライフスタイル，疾患との関係

3 ワーク・ライフ・バランスと栄養教育

　2007（平19）年12月，「仕事と生活の調和（ワーク・ライフ・バランス）憲章」および「仕事と生活の調和推進のための行動指針」が関係閣僚，経済界・労働界・地方公共団体の合意により策定され官民一体となって仕事と生活の調和が実現した社会の実現を目指した取り組みが行われている．策定の背景には，安定した仕事に就けず経済的に自立することができない，仕事に追われ心身の疲労から健康を害しかねない，仕事と子育てや老親の介護との両立に悩むなど，仕事と生活の間で問題を抱える人が多いことがある．

　「仕事と生活の調和（ワーク・ライフ・バランス）憲章」では目指すべき社会の姿として，「国

民一人ひとりがやりがいや充実感を感じながら働き，仕事上の責任を果たすとともに，家庭や地域生活などにおいても，子育て期，中高年期といった人生の各段階に応じて多様な生き方が選択・実現できる社会」を掲げ，就労による経済的自立が可能な社会，健康で豊かな生活のための時間が確保できる社会，多様な働き方・生き方が選択できる社会を目指すべきとしている．

　管理栄養士・栄養士は，「仕事と生活の調和（ワーク・ライフ・バランス）憲章」の主旨を理解し，労働者が職場および家庭生活の中で，心身の健康を保つことができる様な支援が求められている．

4 勤務形態と栄養教育

（1）勤務形態

　職種によっては様々な勤務形態があり，深夜勤，早出出勤など複雑な勤務形態で業務が遂行される場合がある．仕事と生活を調和させ，働き続けられるためには，働き方の柔軟性が求められている．勤務形態には**表4-7**のような種類がある．

表4-7 主な勤務形態と内容

勤務形態	内容
フレックスタイム制勤務	一定の定められた時間帯の中で，労働者本人が始業および終業の時刻を決定する勤務．
当　直	16時間もしくは24時間勤務し，勤務時間中に仮眠をとる勤務．
2交代制	職場が24時間稼働できるよう，日勤と夜勤の2つのグループに分けて勤務態勢が組まれている．
3交代制	職場が24時間稼働できるよう，日勤と準夜勤，夜勤の3つのグループに分けて勤務態勢が組まれている．

　表4-7のような多様な勤務形態から，過去に労働時間短縮の目標として掲げられてきた年間総実労働時間1,800時間の目標は概ね達成され1,800時間台前半で推移しているが，一方では，正社員の労働時間は2,000時間前後で推移しており，依然として労働時間は短縮していないなど，労働時間分布の長短二極化が進んでいる．

　多様な勤務形態においては，仕事と生活の調和の実現を図るために，国や地方公共団体および関連する各職場などにおいて，サポートするシステムの早急な構築が待たれる．

（2）多様な勤務形態での栄養教育・栄養指導

　長時間勤務に起因した脳・心臓疾患に係る労災認定件数が高い水準で推移している．交代制勤務は昼夜逆転の生活となることがあり，夜間に光刺激を受けるために概日リズム（サーカディアンリズム）に乱れが生じやすく，さらに，心筋梗塞などの循環器疾患や胃炎，悪性腫瘍（がん）にかかる危険性も高いことに加え，うつ状態やQOLの低下が指摘されている．

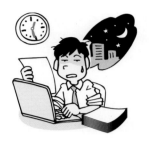

　このような生活リズムの乱れの軽減や集中力の低下予防には朝食の摂取が有用である.

　また，交代制勤務や夜勤では，家族や地域社会との触れ合いの減少をきたしがちである. 家族と共に介する食卓は，望ましい食習慣や食の楽しさあるいは喜びといった食のアメニティーに通じるものであり，精神的な豊かさをもたらすと考えられる. 従って，ワーク・ライフ・バランスなどにも配慮しつつ，朝食や夕食を家族と共に楽しく食卓を囲む「共食」の機会を可能な限り増やすことが重要である. また，職域における管理栄養士・栄養士は，例えば，栄養教室を開催する場合には，開催の日時にも配慮しつつ，交代制勤務や夜勤などの勤務員が参加できるような時間帯に設定したり，いつでも，どこでも，どのような時間帯でも目にすることができる掲示物（栄養成分表示や栄養情報）をみんなが集う従業員食堂（社員食堂）を利用して提供するなど，より良い生活習慣の確立を支援することが必要である.

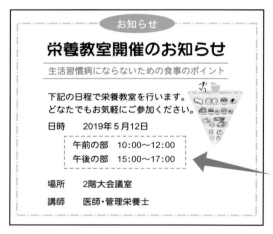

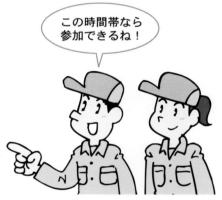

（3）食品関係企業などの食育活動の推進

　内閣府は，2008（平 20）年 7 月に「企業分野等食育活動検討会議報告書」を公表した. 企業分野などが行う食育活動への提言，情報発信の方法などが示されている. 報告書は，❶ 家庭の食卓の変容と危機，❷ 家庭の食卓の再生に向けて，❸ 企業分野などへの提言と期待，❹ 食でつなぐ絆づくりで構成され，現在のわが国の食卓状況と改善方策，企業分野が担う役割などが盛り込まれている. また，報告書では，「家庭で囲む食卓こそ食育の原点」とした上で，食の生産の現場が日常生活から遠くなっていくことに懸念を示し，「つくる」場と「食べる」場をつなぐことが重要であるとしている.

5 高齢者福祉施設や在宅介護の場における栄養教育・栄養指導の展開

1 高齢期の栄養教育の特徴と留意事項

（1）高齢期の特徴

　65歳以上を高齢者としているが，65歳から74歳までの高齢者を前期高齢者，75歳以上を後期高齢者としている．この年代になると日本の就労社会では概ね職場を退き，円熟した人生の再スタートを切ることになり，豊かなセカンドライフを迎える時期でもある．しかしながら現実的には核家族化の進展に伴い，高齢者の単独世帯や配偶者との死別からの一人暮らしや，老々介護など精神的，社会的および経済的にも孤独感や不安が多い．加えて，加齢に伴い身体機能，代謝機能，運動機能，感覚機能および精神機能などすべての機能が退化し，各臓器の機能低下，咀しゃく・嚥下機能の低下，消化・吸収機能の低下が起きる．これらの機能低下から低栄養となり，フレイルやサルコペニア，ロコモテイブシンドロームを経て要介護になる場合が多く，高齢者にとって低栄養予防は重要な課題である．また，骨粗鬆症や高血圧などの生活習慣病，さらに認知症の発症も懸念される．

（2）高齢期の留意事項

　高齢者は健康高齢者が存在する一方で疾病の進行状況や認知症により自立できない高齢者が存在し，様々な面において個人差が大きく個別対応が必要になる．このような状況下で高齢者が心ゆたかな生涯を送るためには，高齢者に対する理解と尊厳をもち健康寿命の延伸および自立支援の確保が重要である．2006（平18）年の「介護保険法」の改正により，予防重視型システムが適用されている（**図4-15**）.

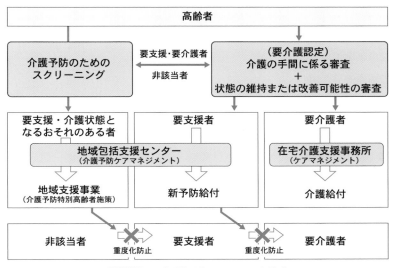

図4-15 予防重視型システムの全体像

（資料：厚生労働省「栄養改善マニュアル（改訂版）」，2009年より）

- 嚥下，咀しゃく能力の低下から偏った食生活や低栄養状態になりやすい．嚥下能力の低下が進行すると，誤嚥を起こしやすくなり，誤嚥性肺炎や窒息を起こす恐れもある．
- 味覚の閾値が高くなるため，食塩や砂糖などの調味料の取りすぎになりやすい．
- 四肢の障害や腰痛，握力低下によって，買い物や調理が不自由になる．食事が簡素化し，低栄養状態を招くことがある．
- 孤独感や生きがいの喪失により，食事を作る意欲や食べる意欲を失うこともある．
- 一人暮らしや配偶者の死別により，調理の経験が乏しい高齢者が自ら食事を作らなければならなくなった際の，買い物の能力や調理技術，栄養に関する知識の欠如．

前述のとおり，高齢者を取り巻く環境や食生活の状況は相互に関連しているので，高齢者の栄養問題の要因を総合した観点から思考する必要がある．

高齢者の主な栄養問題の要因
- 身体的要因（歯の欠損，嚥下障害，便秘，食欲不振，四肢の障害など）
- 社会的要因（栄養知識・調理技術の欠如，経済的な不安，買い物能力など）
- 精神的要因（孤独感，生きがい・興味の喪失，抑うつなど）

---

(3) 高齢者の栄養教育・栄養指導

① QOL の向上

高齢者にとって，食事は生きがいの1つである．そのため，高齢者に対する栄養教育の中心は，厳格な食事制限ではなく，食を楽しみながら実践できて，かつ QOL を高められるような内容にする．QOL の向上には下記の内容のほか，栄養教育を行う管理栄養士・栄養士が対象の高齢者と信頼関係を構築することも重要である．

- 必要な栄養素を摂取でき，おいしい食事
- 快適な食事環境
- 機能の積極的な活用

② 自立支援

高齢者は疾病や障害をもっている場合が多く，認知機能や身体機能に個人差があるほか，個人を取り巻く生活環境も大きく異なっている．したがってそれらの個人の状態に配慮して栄養教育を行う必要がある．

高齢者の集団に対する栄養教育を行う場合は，疾病や障害などの状況が似ているグループごとに行うと効果的である（グループダイナミクス）．その他，高齢者が要介護状態である場合は，高齢者の家族や介護に関わるホームヘルパーなども栄養教育の対象とする．状況に

応じて介護保険制度などの公的サービスの利用も行いながら，高齢者にとって必要な栄養教育を行い高齢者のQOLの向上を目指す.

わが国の高齢者の住まい対策としての福祉対策は，老人福祉法に規定されている老人福祉施設のうち長期に居住することを目的としている施設としては，特別養護老人ホーム，養護老人ホーム，軽費老人ホーム（ケアハウス）がある．また，老人福祉施設以外の住まいとしては，有料老人ホーム，グループホームがある.

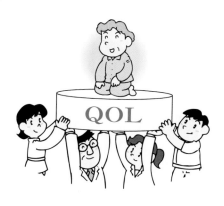

③　訪問栄養食事指導の役割と多職種連携

わが国は急速な超高齢社会を迎えるに至り，2025年には団塊の世代が75歳以上になり，65歳以上の高齢者は全人口の3割を占めると予測されている．そのような中，国の施策として医療・介護機能再編の方向性が示された．そのポイントは，❶ 入院医療の機能分化（急性期，亜急性期，慢性期医療への機能分化），❷ 在宅医療の充実，❸ 在宅介護の充実が挙げられている．そのため，2025年を目途に，高齢者の尊厳の保持と自立生活の支援の目的のもと，可能な限り住み慣れた地域で，自分らしい生活が続くことができるよう，「住まい」，「医療」，「介護」，「予防」，「生活支援」が一体的に提供される地域の包括的な支援・サービス提供体制「地域包括ケアシステム」の構築が進められている.

高齢者の生活支援における「食」は基本的な生活の要素であり，「栄養」は生命維持の重要な要素である．高齢者の食生活，栄養問題は，前述のように高齢者を取り巻く環境などに大きく影響を受けており，その要因を総合した観点からとらえることが重要である．訪問栄養食事指導は，対象高齢者の自宅などへ訪問して栄養食事指導を行う．訪問栄養食事指導には，❶ 介護保険における「（管理栄養士が行う）居宅療養管理指導」，❷ 医療保険における「在宅患者訪問栄養食事指導」，❸ 介護予防，日常生活支援（総合事業）訪問型C（各市町村）の種類がある．訪問栄養食事指導を実施するには，対象者から依頼されるのを待つだけではなく，どのサービスが利用できるかなど見極めてアプローチすることが大切である．さらに，高齢者を支えるためには，医療職と介護職相互の連携と情報共有が重要である．対象高齢者の安定した暮らしの継続と再発・重症化予防を見据えて，各職種の専門性や役割を理解・尊重してチームを作ることが望まれる．主な職種を示す（図4-16）.

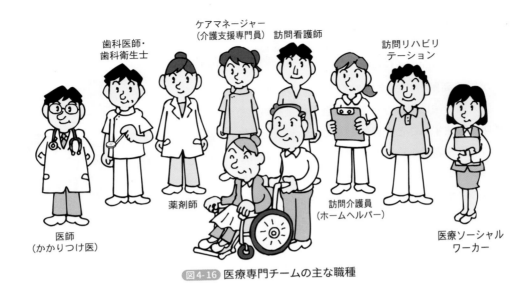

図4-16 医療専門チームの主な職種

2 高齢者のライフイベント（退職，死別，病気，介護など）と栄養教育

　ライフイベントとは，人間の生涯で起こる様々な出来事のことで，妊娠や出産，育児，就学，就職，退職，結婚，離婚，転居，介護，葬儀などがある．

　高齢期のライフイベントでは，退職による社会との交流の減少，子どもの独立による家庭内における役割の減少，配偶者との死別や親しい人の死など多くの喪失感を経験する．これらの喪失体験に加え，自らの健康状態の悪化により，高齢者が健康管理や日常生活に消極的になり，心身の健康状態に影響を及ぼすことは多い．具体的にはうつ状態や認知症，生活習慣病の進行，寝たきり状態への移行などが挙げられる．

　現在，わが国は世界有数の長寿国になり，介護を必要とせず自立した生活ができる生存期間，すなわち健康寿命の延伸を目標に掲げている．様々なライフイベントにより強いストレス状態にある高齢者に対し，管理栄養士・栄養士は，高齢者の家族やケアに携わる専門職，医療機関，地域住民らと連携して支援することが望まれている．

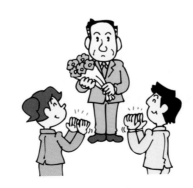

6 栄養と環境に配慮した栄養教育・栄養指導の展開

　これまでの栄養教育・栄養指導では，健康的な食生活を送るために「何をどのくらい食べたら良いのか」に注目してきたが，今後はさらに地球環境にも配慮した栄養教育が必要となっている．2019年に国際連合食糧農業機関（FAO）と世界保健機構（WHO）により，「持続可能で健康的な食事に関する指針」が示された．その中で，持続可能で健康的な食事とは，「個人の健康と幸福のあらゆる側面を促進し，環境への負荷が少なく，入手しやすく，手頃な価格で，安全かつ公平であり，文化的に受容しやすい食事パターンである」とされた．この指針では，温室効果ガスの排出，食品ロス・廃棄物についての問題点が示されている．

　温室効果ガスの排出においては，食料の生産，加工，流通，調理および消費に関する全ての要素が関係している．主な温室効果ガスは，二酸化炭素（CO_2）およびメタンである．食料との関連では，食料の輸送，加熱調理や廃棄物処理などによりCO_2が生じ，肉類の生産，特に牛のゲップとしてメタンが生じるといわれている．わが国の食料自給率は40％以下であり，多くの食料を海外に依存することで輸送のための燃料を必要としている．そして同時に食品ロス・廃棄物の問題も抱えており，これらはCO_2排出に関連していると考えられる．

　2016年に一部改正された食生活指針では，「日本の食文化や地域の産物を活かし，郷土の味の継承を」「食料資源を大切に，無駄や廃棄の少ない食生活を」と示されており，これらは環境に配慮した内容が含まれている．今後の栄養教育・栄養指導では，これまでに進められてきた地産地消の推進や食品ロス・廃棄の問題の改善について，地球環境を意識して積極的に取り組んでいくことが大切である．

　地産地消の推進において，子どもたちが実際に農作物を育て，収穫したものを調理・試食する体験や生産者の方々との交流は効果的であると考えられる．地産地消をテーマとした食育媒体で遊びながら食材について学ぶことも，子どもたちが地域の食材に興味をもつことに繋がる．「かるた」，「すごろく」などの食育媒体は，子どもと一緒に大人も楽しむことができる（図4-17）．また，毎食の食事では，主食の摂取を忘れずに行うことが大切である．主食としてご飯や国産の小麦で作られたパンを摂取することは，食料自給率向上に寄与することが考えられる．

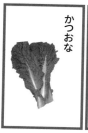

かつおな

ふゆにおいしい　おやさいです。
はかたのおぞうにに　はいっているよ。
おおきくて、みどりいろの　はっぱだね。
このおやさい　な〜んだ？（かつおな）

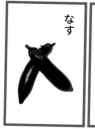

なす

なつにおいしい　おやさいです。
むらさきいろの　ようふくで、
なかはしろくて　やわらかいよ。
ほそながいもの、まるいものがあるよ。
このおやさい　な〜んだ？（なす）

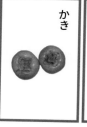

かき

あきにおいしい　くだものです。
おれんじいろだね。
ちゃいろのたねが　はいっているよ。
そこてほしたら、すごくあまくなるよ。
このくだもの　な〜んだ？（かき）

図4-17 食育かるた（例）「ちさんちしょう　くいずかるた」

第4章

多様な場（セッティング）におけるライフステージ別の栄養教育・栄養指導の展開

　食品ロス・廃棄物の削減は，食品などの処分による CO_2 排出削減および海外からの輸入量減少に繋がる．調理においては，皮付き野菜を活用することや，大量に作りすぎない，余った料理は冷凍保存するなどの工夫が考えられる．また，規格外の野菜の購入や活用，フードドライブ（家庭などで発生する余剰食品を必要とする団体などに寄付する活動）に参加するなどの行動を促すことも必要である．

　令和4年度食育白書において，「産地や生産者を意識して農林水産物・食品を選ぶ国民の割合」および「環境に配慮した農林水産物・食品を選ぶ国民の割合」が示されている（**図4-18，図4-19**）．令和2年～4年の結果では，「選んでいる人」の割合は6割を超えていた．産地や生産者を意識し，環境に配慮した食材を選ぶ人の割合が増えていくよう，栄養教育・栄養指導を継続して行っていくことが必要である．

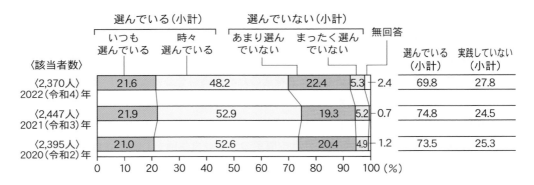

図4-18 産地や生産者を意識して農林水産物・食品を選ぶ国民の割合の推移
（資料：農林水産省「食育に関する意識調査」より）

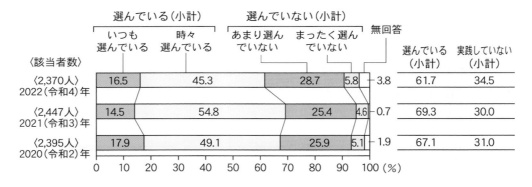

図4-19 環境に配慮した農林水産物・食品を選ぶ国民の割合の推移
（資料：農林水産省「食育に関する意識調査」より）

第 4 章の課題

① 母乳栄養の重要性について列記してみましょう．

② 「授乳・離乳の支援ガイド」（厚生労働省）において，離乳食の進め方の目安のポイントを整理してみましょう．

③ 幼児期の栄養教育の要点をあげてみましょう．

④ 成人期の栄養教育の要点をまとめてみましょう．

⑤ 高齢期の栄養教育の要点をまとめてみましょう．

⑥ 妊娠期，授乳期の栄養教育の要点を整理してみましょう．

⑦ 勤務形態の違いによる栄養教育の留意点についてまとめてみましょう．

⑧ 学校給食の目標を 7 項目あげてみましょう．

目次

<table><tr><td>資料
1</td><td>関 係 法 規</td></tr></table>

1 栄養士法（抄）【昭和22年12月29日法律第245号】

改正	昭和25年3月27日法律第17号	昭和60年6月25日法律第73号
	昭和27年7月31日法律第248号	平成5年6月18日法律第74号
	昭和28年8月15日法律第213号	平成12年4月7日法律第38号
	昭和37年9月13日法律第158号	平成13年6月29日法律第87号
	昭和44年6月25日法律第51号	平成19年6月27日法律第96号
		令和4年6月17日法律第68号

〔栄養士及び管理栄養士の定義〕
第1条 この法律で栄養士とは，都道府県知事の免許を受けて栄養士の名称を用いて栄養の指導に従事することを業とする者をいう．
2 この法律で管理栄養士とは，厚生労働大臣の免許を受けて，管理栄養士の名称を用いて，傷病者に対する療養のため必要な栄養の指導，個人の身体の状況，栄養状態等に応じた高度の専門的知識及び技術を要する健康の保持増進のための栄養の指導並びに特定多数人に対して継続的に食事を供給する施設における利用者の身体の状況，栄養状態，利用の状況等に応じた特別の配慮を必要とする給食管理及びこれらの施設に対する栄養改善上必要な指導等を行うことを業とする者をいう．

〔免　許〕
第2条 栄養士の免許は，厚生労働大臣の指定した栄養士の養成施設（以下「養成施設」という．）において2年以上栄養士として必要な知識及び技能を修得した者に対して，都道府県知事が与える．
2 養成施設に入所することができる者は，学校教育法（昭和22年法律第26号）第90条に規定する者とする．
3 管理栄養士の免許は，管理栄養士国家試験に合格した者に対して，厚生労働大臣が与える．

〔免許の欠格事項〕
第3条 次の各号のいずれかに該当する者には，栄養士又は管理栄養士の免許を与えないことがある．
　① 罰金以上の刑に処せられた者
　② 前号に該当する者を除くほか，第1条に規定する業務に関し犯罪又は不正の行為があった者

〔名　簿〕
第3条の2 都道府県に栄養士名簿を備え，栄養士の免許に関する事項を登録する．
2 厚生労働省に管理栄養士名簿を備え，管理栄養士の免許に関する事項を登録する．

〔登録及び免許証の交付〕
第4条 栄養士の免許は，都道府県知事が栄養士名簿に登録することによって行う．

2 都道府県知事は，栄養士の免許を与えたときは，栄養士免許証を交付する．

3 管理栄養士の免許は，厚生労働大臣が管理栄養士名簿に登録することによって行う．

4 厚生労働大臣は，管理栄養士の免許を与えたときは，管理栄養士免許証を交付する．

〔免許の取り消し等〕
第5条 栄養士が第3条各号のいずれかに該当するに至ったときは，都道府県知事は，当該栄養士に対する免許を取り消し，又は1年以内の期間を定めて栄養士の名称の使用の停止を命ずることができる．

2 管理栄養士が第3条各号のいずれかに該当するに至ったときは，厚生労働大臣は，当該管理栄養士に対する免許を取り消し，又は1年以内の期間を定めて管理栄養士の名称の使用の停止を命ずることができる．

3 都道府県知事は，第1項の規定により栄養士の免許を取り消し，又は栄養士の名称の使用の停止を命じたときは，速やかに，その旨を厚生労働大臣に通知しなければならない．

4 厚生労働大臣は，第2項の規定により管理栄養士の免許を取り消し，又は管理栄養士の名称の使用の停止を命じたときは，速やかに，その旨を当該処分を受けた者が受けている栄養士の免許を与えた都道府県知事に通知しなければならない．

〔管理栄養士国家試験〕
第5条の2 厚生労働大臣は，毎年少なくとも1回，管理栄養士として必要な知識及び技能について，管理栄養士国家試験を行う．

〔受験資格〕
第5条の3 管理栄養士国家試験は，栄養士であって次の各号のいずれかに該当するものでなければ，受けることができない．
① 修業年限が2年である養成施設を卒業して栄養士の免許を受けた後厚生労働省令で定める施設において3年以上栄養の指導に従事した者
② 修業年限が3年である養成施設を卒業して栄養士の免許を受けた後厚生労働省令で定める施設において2年以上栄養の指導に従事した者
③ 修業年限が4年である養成施設を卒業して栄養士の免許を受けた後厚生労働省令で定める施設において1年以上栄養の指導に従事した者
④ 修業年限が4年である養成施設であって，学校（学校教育法第1条の学校並びに同条の学校の設置者が設置している同法第82条の2の専修学校及び同法第83条の各種学校をいう．以下この号において同じ．）であるものにあっては文部科学大臣及び厚生労働大臣が，学校以外のものにあっては厚生労働大臣が，政令で定める基準により指定したもの（以下「管理栄養士養成施設」という．）を卒業した者

〔不正行為〕
第5条の4 管理栄養士国家試験に関して不正の行為があった場合には，当該不正行為に関係のある者について，その受験を停止させ，又はその試験を無効とすることができる．この場合においては，なお，その者について，期間を定めて管理栄養士国家試験を受けることを許さないことができる．

〔主治の医師の指導〕
第5条の5　管理栄養士は，傷病者に対する療養のため必要な栄養の指導を行うに当たっては，主治の医師の指導を受けなければならない．

〔名称の使用制限〕
第6条　栄養士でなければ，栄養士又はこれに類似する名称を用いて第1条第1項に規定する業務を行ってはならない．
2　管理栄養士でなければ，管理栄養士又はこれに類似する名称を用いて第1条第2項に規定する業務を行ってはならない．

〔管理栄養士国家試験委員〕
第6条の2　管理栄養士国家試験に関する事務をつかさどらせるため，厚生労働省に管理栄養士国家試験委員を置く．

〔管理栄養士国家試験委員等の義務〕
第6条の3　管理栄養士国家試験委員その他管理栄養士国家試験に関する事務をつかさどる者は，その事務の施行に当たって厳正を保持し，不正の行為がないようにしなければならない．

〔権限の委任〕
第6条の4　この法律に規定する厚生労働大臣の権限は，厚生労働省令で定めるところにより，地方厚生局長に委任することができる．
2　前項の規定により地方厚生局長に委任された権限は，厚生労働省令で定めるところにより，地方厚生支局長に委任することができる．

〔政令への委任〕
第7条　この法律に定めるもののほか，栄養士の免許及び免許証，養成施設，管理栄養士の免許及び免許証，管理栄養士養成施設，管理栄養士国家試験並びに管理栄養士国家試験委員に関し必要な事項は，政令でこれを定める．

〔罰　金〕
第7条の2　第6条の3の規定に違反して，故意若しくは重大な過失により事前に試験問題を漏らし，又は故意に不正の採点をした者は，6月以下の懲役又は50万円以下の罰金に処する．

〔罰　則〕
第8条　次の各号のいずれかに該当する者は，30万円以下の罰金に処する．
①　第5条第1項の規定により栄養士の名称の使用の停止を命ぜられた者で，当該停止を命ぜられた　期間中に，栄養士の名称を使用して第1条第1項に規定する業務を行った者
②　第5条第2項の規定により管理栄養士の名称の使用の停止を命ぜられた者で，当該停止を命ぜられた期間中に，管理栄養士の名称を使用して第1条第2項に規定する業務を行った者
③　第6条第1項の規定に違反して，栄養士又はこれに類似する名称を用いて第1条第1項に規定する業務を行った者

④　第6条第2項の規定に違反して，管理栄養士又はこれに類似する名称を用いて第1条第2項に規定する業務を行った者

　附　則（平成12年4月7日法律第38号抄）

〔施行期日〕
第1条　この法律は，平成14年4月1日から施行する．

〔旧法に規定する管理栄養士名簿に登録を受けている者〕
第2条　この法律の施行の際現にこの法律による改正前の栄養士法（以下「旧法」という.）第5条の2に規定する管理栄養士名簿に登録を受けている者は，この法律による改正後の栄養士法（以下「新法」という.）第2条第3項の規定による管理栄養士の免許を受けた者とみなす．

〔管理栄養士の免許の特例〕
第3条　旧法第5条の3の規定による管理栄養士国家試験に合格した者及び栄養士法及び栄養改善法の一部を改正する法律（昭和60年法律第73号）附則第6条第1項に規定する者は，新法第2条第3項の規定にかかわらず，管理栄養士の免許を受けることができる．

〔養成施設の指定に係る経過措置〕
第4条　この法律の施行の際現に旧法第5条の3第2項の指定を受けている養成施設は，新法第5条の3第4号の指定を受けたものとみなす．

〔管理栄養士国家試験に関する経過措置〕
第5条　平成17年3月31日までの間は，新法第5条の2中「管理栄養士として必要な」とあるのは，「栄養の指導に関する高度の専門的」と読み替えるものとする．
2　前項の規定により読み替えられた新法第5条の2の規定による管理栄養士国家試験については，新法第5条の3の規定を適用せず，旧法第5条の3第2項及び第5条の4の規定は，なおその効力を有する．
3　この法律の施行の日の前日において旧法第5条の3第2項に規定する者である者は，平成17年4月1日以後も，新法第5条の3の規定にかかわらず，管理栄養士国家試験を受けることができる．
4　平成17年3月31日において第2項の規定によりなお効力を有するものとされる旧法第5条の4各号のいずれかに該当する者（前項に規定するものを除く.）は，同年4月1日以後平成22年3月31日までの間，新法第5条の3の規定にかかわらず，管理栄養士国家試験を受けることができる．

〔旧法による処分〕
第6条　この附則に特別の規定があるものを除くほか，旧法によってした処分その他の行為は，新法中にこれに相当する規定があるときは，新法によってしたものとみなす．

〔罰則に関する経過措置〕
第7条　この法律の施行前にした行為に対する罰則の適用については，なお従前の例による．

附　則（平成13年6月29日法律第87号抄）

〔施行期日〕
第1条　この法律は，公布の日から起算して1月を超えない範囲内において政令で定める日から施行する．

〔検　討〕
第2条　政府は，この法律の施行後5年を目途として，この法律による改正後のそれぞれの法律における障害者に係る欠格事由の在り方について，当該欠格事由に関する規定の施行の状況を勘案して検討を加え，その結果に基づいて必要な措置を講ずるものとする．

〔再免許に係る経過措置〕
第3条　この法律による改正前のそれぞれの法律に規定する免許の取消事由により免許を取り消された者に係る当該取消事由がこの法律による改正後のそれぞれの法律により再免許を与えることができる取消事由（以下この条において「再免許が与えられる免許の取消事由」という．）に相当するものであるときは，その者を再免許が与えられる免許の取消事由により免許が取り消された者とみなして，この法律による改正後のそれぞれの法律の再免許に関する規定を適用する．

〔罰則に係る経過措置〕
第4条　この法律の施行前にした行為に対する罰則の適用については，なお従前の例による．

附　則（平成19年6月27日法律第96号）　抄

〔施行期日〕
第1条　この法律は，公布の日から起算して6月を超えない範囲内において政令で定める日から施行する．

附　則（令和4年6月17日法律第68号）　抄

〔施行期日〕
1　この法律は，刑法等一部改正法施行日から施行する．ただし，次の各号に掲げる規定は，当該各号に定める日から施行する．
一　第509条の規定　公布の日

（平成 14 年 8 月 8 日法律第 103 号）
（最終改正令和 4 年 6 月 22 日法律第 77 号）

第 1 章　総　則

（目的）
第 1 条　この法律は，我が国における急速な高齢化の進展及び疾病構造の変化に伴い，国民の健康の増進の重要性が著しく増大していることにかんがみ，国民の健康の増進の総合的な推進に関し基本的な事項を定めるとともに，国民の栄養の改善その他の国民の健康の増進を図るための措置を講じ，もって国民保健の向上を図ることを目的とする．

（国民の責務）
第 2 条　国民は，健康な生活習慣の重要性に対する関心と理解を深め，生涯にわたって自らの健康状態を自覚するとともに，健康の増進に努めなければならない．

（国及び地方公共団体の責務）
第 3 条　国及び地方公共団体は，教育活動及び広報活動を通じた健康の増進に関する正しい知識の普及，健康の増進に関する情報の収集，整理，分析及び提供並びに研究の推進並びに健康の増進に係る人材の養成及び資質の向上を図るとともに，健康増進事業実施者その他の関係者に対し，必要な技術的援助を与えることに努めなければならない．

（健康増進事業実施者の責務）
第 4 条　健康増進事業実施者は，健康教育，健康相談その他国民の健康の増進のために必要な事業（以下「健康増進事業」という．）を積極的に推進するよう努めなければならない．

（関係者の協力）
第 5 条　国，都道府県，市町村（特別区を含む．以下同じ．），健康増進事業実施者，医療機関その他の関係者は，国民の健康の増進の総合的な推進を図るため，相互に連携を図りながら協力するよう努めなければならない．

（定　義）
第 6 条　この法律において「健康増進事業実施者」とは，次に掲げる者をいう．
①　健康保険法（大正 11 年法律第 70 号）の規定により健康増進事業を行う全国健康保険協会，健康保険組合又は健康保険組合連合会
②　船員保険法（昭和 14 年法律第 73 号）の規定により健康増進事業を行う全国健康保険協会
③　国民健康保険法（昭和 33 年法律第 192 号）の規定により健康増進事業を行う市町村，国民健康保険組合又は国民健康保険団体連合会
④　国家公務員共済組合法（昭和 33 年法律第 128 号）の規定により健康増進事業を行う国家公務員共済組合又は国家公務員共済組合連合会

⑤ 地方公務員等共済組合法（昭和37年法律第152号）の規定により健康増進事業を行う地方公務員共済組合又は全国市町村職員共済組合連合会

⑥ 私立学校教職員共済法（昭和28年法律第245号）の規定により健康増進事業を行う日本私立学校振興・共済事業団

⑦ 学校保健安全法（昭和33年法律第56号）の規定により健康増進事業を行う者

⑧ 母子保健法（昭和40年法律第141号）の規定により健康増進事業を行う市町村

⑨ 労働安全衛生法（昭和47年法律第57号）の規定により健康増進事業を行う事業者

⑩ 高齢者の医療の確保に関する法律（昭和57年法律第80号）の規定により健康増進事業を行う全国健康保険協会，健康保険組合，市町村，国民健康保険組合，共済組合，日本私立学校振興・共済事業団又は後期高齢者医療広域連合

⑪ 介護保険法（平成9年法律第123号）の規定により健康増進事業を行う市町村

⑫ この法律の規定により健康増進事業を行う市町村

⑬ その他健康増進事業を行う者であって，政令で定めるもの

第2章　基本方針等

（基本方針）

第7条　厚生労働大臣は，国民の健康の増進の総合的な推進を図るための基本的な方針（以下「基本方針」という．）を定めるものとする．

2　基本方針は，次に掲げる事項について定めるものとする．

① 国民の健康の増進の推進に関する基本的な方向

② 国民の健康の増進の目標に関する事項

③ 次条第1項の都道府県健康増進計画及び同条第2項の市町村健康増進計画の策定に関する基本的な事項

④ 第10条第1項の国民健康・栄養調査その他の健康の増進に関する調査及び研究に関する基本的な事項

⑤ 健康増進事業実施者間における連携及び協力に関する基本的な事項

⑥ 食生活，運動，休養，飲酒，喫煙，歯の健康の保持その他の生活習慣に関する正しい知識の普及に関する事項

⑦ その他国民の健康の増進の推進に関する重要事項

3　厚生労働大臣は，基本方針を定め，又はこれを変更しようとするときは，あらかじめ，関係行政機関の長に協議するものとする．

4　厚生労働大臣は，基本方針を定め，又はこれを変更したときは，遅滞なく，これを公表するものとする．

（都道府県健康増進計画等）

第8条　都道府県は，基本方針を勘案して，当該都道府県の住民の健康の増進の推進に関する施策についての基本的な計画（以下「都道府県健康増進計画」という．）を定めるものとする．

2　市町村は，基本方針及び都道府県健康増進計画を勘案して，当該市町村の住民の健康の増進の推進に関する施策についての計画（以下「市町村健康増進計画」という．）を定めるよう努めるものとする．

3　国は，都道府県健康増進計画又は市町村健康増進計画に基づいて住民の健康増進のために必

要な事業を行う都道府県又は市町村に対し，予算の範囲内において，当該事業に要する費用の一部を補助することができる.

（健康診査の実施等に関する指針）

第9条　厚生労働大臣は，生涯にわたる国民の健康の増進に向けた自主的な努力を促進するため，健康診査の実施及びその結果の通知，健康手帳（自らの健康管理のために必要な事項を記載する手帳をいう.）の交付その他の措置に関し，健康増進事業実施者に対する健康診査の実施等に関する指針（以下「健康診査等指針」という.）を定めるものとする.

2　厚生労働大臣は，健康診査等指針を定め，又はこれを変更しようとするときは，あらかじめ，総務大臣，財務大臣及び文部科学大臣に協議するものとする.

3　厚生労働大臣は，健康診査等指針を定め，又はこれを変更したときは，遅滞なく，これを公表するものとする.

第3章　国民健康・栄養調査等

（国民健康・栄養調査の実施）

第10条　厚生労働大臣は，国民の健康の増進の総合的な推進を図るための基礎資料として，国民の身体の状況，栄養摂取量及び生活習慣の状況を明らかにするため，国民健康・栄養調査を行うものとする.

2　厚生労働大臣は，国立研究開発法人医薬基盤・健康・栄養研究所（以下「研究所」という.）に，国民健康・栄養調査の実施に関する事務のうち集計その他の政令で定める事務の全部又は一部を行わせることができる.

3　都道府県知事（保健所を設置する市又は特別区にあっては，市長又は区長. 以下同じ.）は，その管轄区域内の国民健康・栄養調査の執行に関する事務を行う.

（調査世帯）

第11条　国民健康・栄養調査の対象の選定は，厚生労働省令で定めるところにより，毎年，厚生労働大臣が調査地区を定め，その地区内において都道府県知事が調査世帯を指定することによって行う.

2　前項の規定により指定された調査世帯に属する者は，国民健康・栄養調査の実施に協力しなければならない.

（国民健康・栄養調査員）

第12条　都道府県知事は，その行う国民健康・栄養調査の実施のために必要があるときは，国民健康・栄養調査員を置くことができる.

2　前項に定めるもののほか，国民健康・栄養調査員に関し必要な事項は，厚生労働省令でこれを定める.

（国の負担）

第13条　国は，国民健康・栄養調査に要する費用を負担する.

（調査票の使用制限）

第14条 国民健康・栄養調査のために集められた調査票は，第10条第1項に定める調査の目的以外の目的のために使用してはならない．

（省令への委任）

第15条 第10条から前条までに定めるもののほか，国民健康・栄養調査の方法及び調査項目その他国民健康・栄養調査の実施に関して必要な事項は，厚生労働省令で定める．

（生活習慣病の発生の状況の把握）

第16条 国及び地方公共団体は，国民の健康の増進の総合的な推進を図るための基礎資料として，国民の生活習慣とがん，循環器病その他の政令で定める生活習慣病（以下単に「生活習慣病」という．）との相関関係を明らかにするため，生活習慣病の発生の状況の把握に努めなければならない．

（食事摂取基準）

第16条の2 厚生労働大臣は，生涯にわたる国民の栄養摂取の改善に向けた自主的な努力を促進するため，国民健康・栄養調査その他の健康の保持増進に関する調査及び研究の成果を分析し，その分析の結果を踏まえ，食事による栄養摂取量の基準（以下この条において「食事摂取基準」という．）を定めるものとする．

2 食事摂取基準においては，次に掲げる事項を定めるものとする．

  1 国民がその健康の保持増進を図る上で摂取することが望ましい熱量に関する事項

  2 国民がその健康の保持増進を図る上で摂取することが望ましい次に掲げる栄養素の量に関する事項

    イ 国民の栄養摂取の状況からみてその欠乏が国民の健康の保持増進を妨げているものとして厚生労働省令で定める栄養素

    ロ 国民の栄養摂取の状況からみてその過剰な摂取が国民の健康の保持増進を妨げているものとして厚生労働省令で定める栄養素

  3 厚生労働大臣は，食事摂取基準を定め，又は変更したときは，遅滞なく，これを公表するものとする．

第4章　保健指導等

（市町村による生活習慣相談等の実施）

第17条 市町村は，住民の健康の増進を図るため，医師，歯科医師，薬剤師，保健師，助産師，看護師，准看護師，管理栄養士，栄養士，歯科衛生士その他の職員に，栄養の改善その他の生活習慣の改善に関する事項につき住民からの相談に応じさせ，及び必要な栄養指導その他の保健指導を行わせ，並びにこれらに付随する業務を行わせるものとする．

2 市町村は，前項に規定する業務の一部について，健康保険法第63条第3項各号に掲げる病院又は診療所その他適当と認められるものに対し，その実施を委託することができる．

（都道府県による専門的な栄養指導その他の保健指導の実施）

第18条 都道府県，保健所を設置する市及び特別区は，次に掲げる業務を行うものとする．

① 住民の健康の増進を図るために必要な栄養指導その他の保健指導のうち，特に専門的な知識及び技術を必要とするものを行うこと．

② 特定かつ多数の者に対して継続的に食事を供給する施設に対し，栄養管理の実施について必要な指導及び助言を行うこと．

③ 前2号の業務に付随する業務を行うこと．

2 都道府県は，前条第1項の規定により市町村が行う業務の実施に関し，市町村相互間の連絡調整を行い，及び市町村の求めに応じ，その設置する保健所による技術的事項についての協力その他当該市町村に対する必要な援助を行うものとする．

(栄養指導員)

第19条 都道府県知事は，前条第1項に規定する業務（同項第1号及び第3号に掲げる業務については，栄養指導に係るものに限る．）を行う者として，医師又は管理栄養士の資格を有する都道府県，保健所を設置する市又は特別区の職員のうちから，栄養指導員を命ずるものとする．

(市町村による健康増進事業の実施)

第19条の2 市町村は，第17条第1項に規定する業務に係る事業以外の健康増進事業であって厚生労働省令で定めるものの実施に努めるものとする．

(都道府県による健康増進事業に対する技術的援助等の実施)

第19条の3 都道府県は，前条の規定により市町村が行う事業の実施に関し，市町村相互間の連絡調整を行い，及び市町村の求めに応じ，その設置する保健所による技術的事項についての協力その他当該市町村に対する必要な援助を行うものとする．

(報告の徴収)

第19条の4 厚生労働大臣又は都道府県知事は，市町村に対し，必要があると認めるときは，第17条第1項に規定する業務及び第19条の2に規定する事業の実施の状況に関する報告を求めることができる．

第5章 特定給食施設等

第1節 特定給食施設における栄養管理
(特定給食施設の届出)

第20条 特定給食施設（特定かつ多数の者に対して継続的に食事を供給する施設のうち栄養管理が必要なものとして厚生労働省令で定めるものをいう．以下同じ．）を設置した者は，その事業の開始の日から1月以内に，その施設の所在地の都道府県知事に，厚生労働省令で定める事項を届け出なければならない．

2 前項の規定による届出をした者は，同項の厚生労働省令で定める事項に変更を生じたときは，変更の日から1月以内に，その旨を当該都道府県知事に届け出なければならない．その事業を休止し，又は廃止したときも，同様とする．

（特定給食施設における栄養管理）

第21条　特定給食施設であって特別の栄養管理が必要なものとして厚生労働省令で定めるところにより都道府県知事が指定するものの設置者は，当該特定給食施設に管理栄養士を置かなければならない．

2　前項に規定する特定給食施設以外の特定給食施設の設置者は，厚生労働省令で定めるところにより，当該特定給食施設に栄養士又は管理栄養士を置くように努めなければならない．

3　特定給食施設の設置者は，前2項に定めるもののほか，厚生労働省令で定める基準に従って，適切な栄養管理を行わなければならない．

（指導及び助言）

第22条　都道府県知事は，特定給食施設の設置者に対し，前条第1項又は第3項の規定による栄養管理の実施を確保するため必要があると認めるときは，当該栄養管理の実施に関し必要な指導及び助言をすることができる．

（勧告及び命令）

第23条　都道府県知事は，第21条第1項の規定に違反して管理栄養士を置かず，若しくは同条第3項の規定に違反して適切な栄養管理を行わず，又は正当な理由がなくて前条の栄養管理をしない特定給食施設の設置者があるときは，当該特定給食施設の設置者に対し，管理栄養士を置き，又は適切な栄養管理を行うよう勧告をすることができる．

2　都道府県知事は，前項に規定する勧告を受けた特定給食施設の設置者が，正当な理由がなくてその勧告に係る措置をとらなかったときは，当該特定給食施設の設置者に対しその勧告に係る措置をとるべきことを命ずることができる．

（立入検査等）

第24条　都道府県知事は，第21条第1項又は第3項の規定による栄養管理の実施を確保するため必要があると認めるときは，特定給食施設の設置者若しくは管理者に対し，その業務に関し報告をさせ，又は栄養指導員に，当該施設に立ち入り，業務の状況若しくは帳簿，書類その他の物件を検査させ，若しくは関係者に質問させることができる．

2　前項の規定により立入検査又は質問をする栄養指導員は，その身分を示す証明書を携帯し，関係者に提示しなければならない．

3　第1項の規定による権限は，犯罪捜査のために認められたものと解釈してはならない．

第2節　受動喫煙の防止

第25条　学校，体育館，病院，劇場，観覧場，集会場，展示場，百貨店，事務所，官公庁施設，飲食店その他の多数の者が利用する施設を管理する者は，これらを利用する者について，受動喫煙（室内又はこれに準ずる環境において，他人のたばこの煙を吸わされることをいう．）を防止するために必要な措置を講ずるように努めなければならない．

第6章　特別用途表示等

（特別用途表示の許可）

第26条　販売に供する食品につき，乳児用，幼児用，妊産婦用，病者用その他内閣府令で定め

る特別の用途に適する旨の表示（以下「特別用途表示」という．）をしようとする者は，内閣総理大臣の許可を受けなければならない．

2　前項の許可を受けようとする者は，製品見本を添え，商品名，原材料の配合割合及び当該製品の製造方法，成分分析表，許可を受けようとする特別用途表示の内容その他内閣府令で定める事項を記載した申請書を，その営業所の所在地の都道府県知事を経由して内閣総理大臣に提出しなければならない．

3　内閣総理大臣は，研究所又は内閣総理大臣の登録を受けた法人（以下「登録試験機関」という．）に，第 1 項の許可を行うについて必要な試験（以下「許可試験」という．）を行わせるものとする．

4　第 1 項の許可を申請する者は，実費（許可試験に係る実費を除く．）を勘案して政令で定める額の手数料を国に，研究所の行う許可試験にあっては許可試験に係る実費を勘案して政令で定める額の手数料を研究所に，登録試験機関の行う許可試験にあっては当該登録試験機関が内閣総理大臣の認可を受けて定める額の手数料を当該登録試験機関に納めなければならない．

5　内閣総理大臣は，第 1 項の許可をしようとするときは，あらかじめ，厚生労働大臣の意見を聴かなければならない．

6　第 1 項の許可を受けて特別用途表示をする者は，当該許可に係る食品（以下「特別用途食品」という．）につき，内閣府令で定める事項を内閣府令で定めるところにより表示しなければならない．

7　内閣総理大臣は，第 1 項又は前項の内閣府令を制定し，又は改廃しようとするときは，あらかじめ，厚生労働大臣に協議しなければならない．

（登録試験機関の登録）

第 26 条の 2　登録試験機関の登録を受けようとする者は，内閣府令で定める手続に従い，実費を勘案して政令で定める額の手数料を納めて，内閣総理大臣に登録の申請をしなければならない．

（欠格条項）

第 26 条の 3　次の各号のいずれかに該当する法人は，第 26 条第 3 項の登録を受けることができない．

①　その法人又はその業務を行う役員がこの法律の規定に違反し，罰金以上の刑に処せられ，その執行を終わり，又はその執行を受けることのなくなった日から 2 年を経過しないもの

②　第 26 条の 13 の規定により登録を取り消され，その取消しの日から 2 年を経過しない法人

③　第 26 条の 13 の規定による登録の取消しの日前 30 日以内にその取消しに係る法人の業務を行う役員であった者でその取消しの日から 2 年を経過しないものがその業務を行う役員となっている法人

（登録の基準）

第 26 条の 4　内閣総理大臣は，第 26 条の 2 の規定により登録を申請した者（以下この項において「登録申請者」という．）が次に掲げる要件のすべてに適合しているときは，その登録をしなければならない．この場合において，登録に関して必要な手続は，内閣府令で定める．

①　別表の上欄に掲げる機械器具その他の設備を有し，かつ，許可試験は同表の中欄に掲げ

る条件に適合する知識経験を有する者が実施し，その人数が同表の下欄に掲げる数以上であること.

② 次に掲げる許可試験の信頼性の確保のための措置がとられていること.

　イ 試験を行う部門に許可試験の種類ごとにそれぞれ専任の管理者を置くこと.

　ロ 許可試験の業務の管理及び精度の確保に関する文書が作成されていること.

　ハ ロに掲げる文書に記載されたところに従い許可試験の業務の管理及び精度の確保を行う専任の部門を置くこと.

③ 登録申請者が，第26条第1項若しくは第29条第1項の規定により許可若しくは承認を受けなければならないこととされる食品を製造し，輸入し，又は販売する食品衛生法（昭和22年法律第233号）第4条第8項に規定する営業者（以下この号及び第26条の10第2項において「特別用途食品営業者」という.）に支配されているものとして次のいずれかに該当するものでないこと.

　イ 登録申請者が株式会社である場合にあっては，特別用途食品営業者がその親法人（会社法（平成17年法律第86号）第879条第1項に規定する親法人をいう.）であること.

　ロ 登録申請者の役員（持分会社（会社法第575条第1項に規定する持分会社をいう.）にあっては，業務を執行する社員）に占める特別用途食品営業者の役員又は職員（過去2年間に当該特別用途食品営業者の役員又は職員であった者を含む.）の割合が2分の1を超えていること.

　ハ 登録申請者の代表権を有する役員が，特別用途食品営業者の役員又は職員（過去2年間に当該特別用途食品営業者の役員又は職員であった者を含む.）であること.

2 登録は，次に掲げる事項を登録台帳に記帳して行う.

① 登録年月日及び登録番号

② 登録試験機関の名称，代表者の氏名及び主たる事務所の所在地

③ 登録試験機関が許可試験を行う事業所の名称及び所在地

（登録の更新）

第26条の5 登録試験機関の登録は，5年以上10年以内において政令で定める期間ごとにその更新を受けなければ，その期間の経過によって，その効力を失う.

2 前3条の規定は，前項の登録の更新について準用する.

（試験の義務）

第26条の6 登録試験機関は，許可試験を行うことを求められたときは，正当な理由がある場合を除き，遅滞なく，許可試験を行わなければならない.

（事業所の変更の届出）

第26条の7 登録試験機関は，許可試験を行う事業所の所在地を変更しようとするときは，変更しようとする日の2週間前までに，内閣総理大臣に届け出なければならない.

（試験業務規程）

第26条の8 登録試験機関は，許可試験の業務に関する規程（以下「試験業務規程」という.）を定め，許可試験の業務の開始前に，内閣総理大臣の認可を受けなければならない. これを変更しようとするときも，同様とする.

2 試験業務規程には，許可試験の実施方法，許可試験の手数料その他の内閣府令で定める事項

を定めておかなければならない.

3　内閣総理大臣は，第1項の認可をした試験業務規程が許可試験の適正かつ確実な実施上不適当となったと認めるときは，登録試験機関に対し，その試験業務規程を変更すべきことを命ずることができる.

（業務の休廃止）
第26条の9　登録試験機関は，内閣総理大臣の許可を受けなければ，許可試験の業務の全部又は一部を休止し，又は廃止してはならない.

（財務諸表等の備付け及び閲覧等）
第26条の10　登録試験機関は，毎事業年度経過後3月以内に，その事業年度の財産目録，貸借対照表及び損益計算書又は収支計算書並びに事業報告書（その作成に代えて電磁的記録（電子的方式，磁気的方式その他の人の知覚によっては認識することができない方式で作られる記録であって，電子計算機による情報処理の用に供されるものをいう.以下この条において同じ.）の作成がされている場合における当該電磁的記録を含む.次項及び第40条において「財務諸表等」という.）を作成し，5年間事業所に備えて置かなければならない.

2　特別用途食品営業者その他の利害関係人は，登録試験機関の業務時間内は，いつでも，次に掲げる請求をすることができる.ただし，第2号又は第4号の請求をするには，登録試験機関の定めた費用を支払わなければならない.
①　財務諸表等が書面をもって作成されているときは，当該書面の閲覧又は謄写の請求
②　前号の書面の謄本又は抄本の請求
③　財務諸表等が電磁的記録をもって作成されているときは，当該電磁的記録に記録された事項を内閣府令で定める方法により表示したものの閲覧又は謄写の請求
④　前号の電磁的記録に記録された事項を電磁的方法であって内閣府令で定めるものにより提供することの請求又は当該事項を記載した書面の交付の請求

（秘密保持義務等）
第26条の11　登録試験機関の役員若しくは職員又はこれらの職にあった者は，許可試験の業務に関して知り得た秘密を漏らしてはならない.

2　許可試験の業務に従事する登録試験機関の役員又は職員は，刑法（明治40年法律第45号）その他の罰則の適用については，法令により公務に従事する職員とみなす.

（適合命令）
第26条の12　内閣総理大臣は，登録試験機関が第26条の4第1項各号のいずれかに適合しなくなったと認めるときは，その登録試験機関に対し，これらの規定に適合するため必要な措置をとるべきことを命ずることができる.

（登録の取消し等）
第26条の13　内閣総理大臣は，登録試験機関が次の各号のいずれかに該当するときは，その登録を取り消し，又は期間を定めて許可試験の業務の全部若しくは一部の停止を命ずることができる.
①　6条の3第1号又は第3号に該当するに至ったとき.
②　第26条の6，第26条の7，第26条の9，第26条の10第1項又は次条の規定に違

反したとき．
③　正当な理由がないのに第 26 条の 10 第 2 項各号の規定による請求を拒んだとき．
④　第 26 条の 8 第 1 項の認可を受けた試験業務規程によらないで許可試験を行ったとき．
⑤　第 26 条の 8 第 3 項又は前条の規定による命令に違反したとき．
⑥　不正の手段により第 26 条第 3 項の登録（第 26 条の 5 第 1 項の登録の更新を含む．）を受けたとき．

（帳簿の記載）
第 26 条の 14　登録試験機関は，内閣府令で定めるところにより，帳簿を備え，許可試験に関する業務に関し内閣府令で定める事項を記載し，これを保存しなければならない．

（登録試験機関以外の者による人を誤認させる行為の禁止）
第 26 条の 15　登録試験機関以外の者は，その行う業務が許可試験であると人を誤認させるような表示その他の行為をしてはならない．
2　内閣総理大臣は，登録試験機関以外の者に対し，その行う業務が許可試験であると人を誤認させないようにするための措置をとるべきことを命ずることができる．

（報告の徴収）
第 26 条の 16　内閣総理大臣は，この法律の施行に必要な限度において，登録試験機関に対し，その業務又は経理の状況に関し報告をさせることができる．

（立入検査）
第 26 条の 17　内閣総理大臣は，この法律の施行に必要な限度において，その職員に，登録試験機関の事務所又は事業所に立ち入り，業務の状況又は帳簿，書類その他の物件を検査させることができる．
2　前項の規定により立入検査をする職員は，その身分を示す証明書を携帯し，関係者に提示しなければならない．
3　第 1 項の立入検査の権限は，犯罪捜査のために認められたものと解釈してはならない．

（公　示）
第 26 条の 18　内閣総理大臣は，次の場合には，その旨を官報に公示しなければならない．
①　第 26 条第 3 項の登録をしたとき．
②　第 26 条の 5 第 1 項の規定により登録試験機関の登録がその効力を失ったとき．
③　第 26 条の 7 の規定による届出があったとき．
④　第 26 条の 9 の規定による許可をしたとき．
⑤　第 26 条の 13 の規定により登録試験機関の登録を取り消し，又は許可試験の業務の停止を命じたとき．

（特別用途食品の検査及び収去）
第 27 条　内閣総理大臣又は都道府県知事は，必要があると認めるときは，当該職員に特別用途食品の製造施設，貯蔵施設又は販売施設に立ち入らせ，販売の用に供する当該特別用途食品を検査させ，又は試験の用に供するのに必要な限度において当該特別用途食品を収去させることができる．

2　前項の規定により立入検査又は収去をする職員は，その身分を示す証明書を携帯し，関係者に提示しなければならない．

3　第1項に規定する当該職員の権限は，食品衛生法第30条第1項に規定する食品衛生監視員が行うものとする．

4　第1項の規定による権限は，犯罪捜査のために認められたものと解釈してはならない．

5　内閣総理大臣は，研究所に，第1項の規定により収去された食品の試験を行わせるものとする．

(特別用途表示の許可の取消し)

第28条　内閣総理大臣は，第26条第1項の許可を受けた者が次の各号のいずれかに該当するときは，当該許可を取り消すことができる．

① 第26条第6項の規定に違反したとき．

② 当該許可に係る食品につき虚偽の表示をしたとき．

③ 当該許可を受けた日以降における科学的知見の充実により当該許可に係る食品について当該許可に係る特別用途表示をすることが適切でないことが判明するに至ったとき．

(特別用途表示の承認)

第29条　本邦において販売に供する食品につき，外国において特別用途表示をしようとする者は，内閣総理大臣の承認を受けることができる．

2　第26条第2項から第7項まで及び前条の規定は前項の承認について，第27条の規定は同項の承認に係る食品について準用する．この場合において，第26条第2項中「その営業所の所在地の都道府県知事を経由して内閣総理大臣」とあるのは「内閣総理大臣」と，第27条第1項中「製造施設，貯蔵施設」とあるのは「貯蔵施設」と，前条第1号中「第26条第6項」とあるのは「次条第2項において準用する第26条第6項」と読み替えるものとする．

(特別用途表示がされた食品の輸入の許可)

第30条　本邦において販売に供する食品であって，第26条第1項の規定による許可又は前条第1項の規定による承認を受けずに特別用途表示がされたものを輸入しようとする者については，その者を第26条第1項に規定する特別用途表示をしようとする者とみなして，同条及び第37条第2号の規定を適用する．

(誇大表示の禁止)

第31条　何人も，食品として販売に供する物に関して広告その他の表示をするときは，健康の保持増進の効果その他内閣府令で定める事項(次条第3項において「健康保持増進効果等」という．)について，著しく事実に相違する表示をし，又は著しく人を誤認させるような表示をしてはならない．

2　内閣総理大臣は，前項の内閣府令を制定し，又は改廃しようとするときは，あらかじめ，厚生労働大臣に協議しなければならない．

(勧告等)

第32条　内閣総理大臣又は都道府県知事は，前条第1項の規定に違反して表示をした者がある場合において，国民の健康の保持増進及び国民に対する正確な情報の伝達に重大な影響を与えるおそれがあると認めるときは，その者に対し，当該表示に関し必要な措置をとるべき

旨の勧告をすることができる.

2　内閣総理大臣又は都道府県知事は，前項に規定する勧告を受けた者が，正当な理由がなくてその勧告に係る措置をとらなかったときは，その者に対し，その勧告に係る措置をとるべきことを命ずることができる.

3　第27条の規定は，食品として販売に供する物であって健康保持増進効果等についての表示がされたもの（特別用途食品及び第29条第1項の承認を受けた食品を除く．）について準用する.

4　都道府県知事は，第1項又は第2項の規定によりその権限を行使したときは，その旨を内閣総理大臣に通知するものとする.

（再審査請求等）

第33条　第27条第1項（第29条第2項において準用する場合を含む．）の規定により保健所を設置する市又は特別区の長が行う処分についての審査請求の裁決に不服がある者は，内閣総理大臣に対して再審査請求をすることができる.

2　保健所を設置する市又は特別区の長が第27条第1項（第29条第2項において準用する場合を含む．）の規定による処分をする権限をその補助機関である職員又はその管理に属する行政機関の長に委任した場合において，委任を受けた職員又は行政機関の長がその委任に基づいてした処分につき，地方自治法（昭和22年法律第67号）第255条の2第2項の再審査請求の裁決があったときは，当該裁決に不服がある者は，同法第252条の17の4第5項から第7項までの規定の例により，内閣総理大臣に対して再々審査請求をすることができる.

第7章　雑　則

（事務の区分）

第34条　第10条第3項，第11条第1項，第26条第2項及び第27条第1項（第29条第2項において準用する場合を含む．）の規定により都道府県，保健所を設置する市又は特別区が処理することとされている事務は，地方自治法（昭和22年法律第67号）第2条第9項第1号に規定する第1号法定受託事務とする.

（権限の委任）

第35条　この法律に規定する厚生労働大臣の権限は，厚生労働省令で定めるところにより，地方厚生局長に委任することができる.

2　前項の規定により地方厚生局長に委任された権限は，厚生労働省令で定めるところにより，地方厚生支局長に委任することができる.

3　内閣総理大臣は，この法律による権限（政令で定めるものを除く．）を消費者庁長官に委任する.

4　消費者庁長官は，政令で定めるところにより，前項の規定により委任された権限の一部を地方厚生局長又は地方厚生支局長に委任することができる.

5　地方厚生局長又は地方厚生支局長は，前項の規定により委任された権限を行使したときは，その結果について消費者庁長官に報告するものとする.

第8章　罰　則

第36条　国民健康・栄養調査に関する事務に従事した公務員，研究所の職員若しくは国民健康・栄養調査員又はこれらの職にあった者が，その職務の執行に関して知り得た人の秘密を正当な理由がなく漏らしたときは，1年以下の懲役又は100万円以下の罰金に処する．

2　職務上前項の秘密を知り得た他の公務員又は公務員であった者が，正当な理由がなくその秘密を漏らしたときも，同項と同様とする．

3　第26条の11第1項の規定に違反してその職務に関して知り得た秘密を漏らした者は，1年以下の懲役又は100万円以下の罰金に処する．

4　第26条の13の規定による業務の停止の命令に違反したときは，その違反行為をした登録試験機関の役員又は職員は，1年以下の懲役又は100万円以下の罰金に処する．

第36条の2　第32条第2項の規定に基づく命令に違反した者は，6月以下の懲役又は100万円以下の罰金に処する．

第37条　次の各号のいずれかに該当する者は，50万円以下の罰金に処する．

① 第23条第2項の規定に基づく命令に違反した者

② 第26条第1項の規定に違反した者

③ 第26条の15第2項の規定による命令に違反した者

第37条の2　次に掲げる違反があった場合においては，その行為をした登録試験機関の代表者，代理人，使用人その他の従業者は，50万円以下の罰金に処する．

① 第26条の9の規定による許可を受けないで，許可試験の業務を廃止したとき．

② 第26条の14の規定による帳簿の記載をせず，虚偽の記載をし，又は帳簿を保存しなかったとき．

③ 第26条の16の規定による報告をせず，又は虚偽の報告をしたとき．

④ 第26条の17第1項の規定による検査を拒み，妨げ，又は忌避したとき．

第38条　次の各号のいずれかに該当する者は，30万円以下の罰金に処する．

① 第24条第1項の規定による報告をせず，若しくは虚偽の報告をし，又は同項の規定による検査を拒み，妨げ，若しくは忌避し，若しくは同項の規定による質問に対して答弁をせず，若しくは虚偽の答弁をした者

② 第27条第1項（第29条第2項において準用する場合を含む．）の規定による検査又は収去を拒み，妨げ，又は忌避した者

第39条　法人の代表者又は法人若しくは人の代理人，使用人その他の従業者が，その法人又は人の業務に関し，第37条又は前条の違反行為をしたときは，行為者を罰するほか，その法人又は人に対して各本条の刑を科する．

第40条　第26条の10第1項の規定に違反して財務諸表等を備えて置かず，財務諸表等に記載すべき事項を記載せず，若しくは虚偽の記載をし，又は正当な理由がないのに同条第2項各号の規定による請求を拒んだ者は，20万円以下の過料に処する．

3 地域保健法（抄）

（昭和 22 年 9 月 5 日法律第 101 号）
（改正令和 5 年 6 月 7 日法律第 47 号）

第1章 総 則

〔目 的〕
第1条 この法律は，地域保健対策の推進に関する基本指針，保健所の設置その他地域保健対策の推進に関し基本となる事項を定めることにより，母子保健法（昭和 40 年法律第 141 号）その他の地域保健対策に関する法律による対策が地域において総合的に推進されることを確保し，もつて地域住民の健康の保持及び増進に寄与することを目的とする.

〔基本理念〕
第2条 地域住民の健康の保持及び増進を目的として国及び地方公共団体が講ずる施策は，我が国における急速な高齢化の進展，保健医療を取り巻く環境の変化等に即応し，地域における公衆衛生の向上及び増進を図るとともに，地域住民の多様化し，かつ，高度化する保健，衛生，生活環境等に関する需要に適確に対応することができるように，地域の特性及び社会福祉等の関連施策との有機的な連携に配慮しつつ，総合的に推進されることを基本理念とする.

〔責 務〕
第3条 市町村（特別区を含む. 以下同じ.）は，当該市町村が行う地域保健対策が円滑に実施できるように，必要な施設の整備，人材の確保及び資質の向上等に努めなければならない.
2 都道府県は，当該都道府県が行う地域保健対策が円滑に実施できるように，必要な施設の整備，人材の確保及び資質の向上，調査及び研究等に努めるとともに，市町村に対し，前項の責務が十分に果たされるように，その求めに応じ，必要な技術的援助を与えることに努めなければならない.
3 国は，地域保健に関する情報の収集，整理及び活用並びに調査及び研究並びに地域保健対策に係る人材の養成及び資質の向上に努めるとともに，市町村及び都道府県に対し，前二項の責務が十分に果たされるように必要な技術的及び財政的援助を与えることに努めなければならない.

第2章 地域保健対策の推進に関する基本指針

〔基本指針〕
第4条 厚生労働大臣は，地域保健対策の円滑な実施及び総合的な推進を図るため，地域保健対策の推進に関する基本的な指針（以下「基本指針」という.）を定めなければならない.
2 基本指針は，次に掲げる事項について定めるものとする.
　① 地域保健対策の推進の基本的な方向
　② 保健所及び市町村保健センターの整備及び運営に関する基本的事項
　③ 地域保健対策に係る人材の確保及び資質の向上並びに第 21 条第 1 項の人材確保支援計

画の策定に関する基本的事項
④　地域保健に関する調査及び研究に関する基本的事項
⑤　社会福祉等の関連施策との連携に関する基本的事項
⑥　その他地域保健対策の推進に関する重要事項
3　厚生労働大臣は，基本指針を定め，又はこれを変更したときは，遅滞なく，これを公表しなければならない．

第3章　保健所

〔設　置〕
第5条　保健所は，都道府県，地方自治法（昭和22年法律第67号）第252条の19第1項の指定都市，同法第252条の22第1項の中核市その他の政令で定める市又は特別区が，これを設置する．
2　都道府県は，前項の規定により保健所を設置する場合においては，保健医療に係る施策と社会福祉に係る施策との有機的な連携を図るため，医療法（昭和23年法律第205号）第30条の4第2項第12号に規定する区域及び介護保険法（平成9年法律第123号）第118条第2項に規定する区域を参酌して，保健所の所管区域を設定しなければならない．

〔事　業〕
第6条　保健所は，次に掲げる事項につき，企画，調整，指導及びこれらに必要な事業を行う．
①　地域保健に関する思想の普及及び向上に関する事項
②　人口動態統計その他地域保健に係る統計に関する事項
③　栄養の改善及び食品衛生に関する事項
④　住宅，水道，下水道，廃棄物の処理，清掃その他の環境の衛生に関する事項
⑤　医事及び薬事に関する事項
⑥　保健師に関する事項
⑦　公共医療事業の向上及び増進に関する事項
⑧　母性及び乳幼児並びに老人の保健に関する事項
⑨　歯科保健に関する事項
⑩　精神保健に関する事項
⑪　治療方法が確立していない疾病その他の特殊の疾病により長期に療養を必要とする者の保健に関する事項
⑫　エイズ，結核，性病，伝染病その他の疾病の予防に関する事項
⑬　衛生上の試験及び検査に関する事項
⑭　その他地域住民の健康の保持及び増進に関する事項
第7条　保健所は，前条に定めるもののほか，地域住民の健康の保持及び増進を図るため必要があるときは，次に掲げる事業を行うことができる．
①　所管区域に係る地域保健に関する情報を収集し，整理し，及び活用すること．
②　所管区域に係る地域保健に関する調査及び研究を行うこと．
③　歯科疾患その他厚生労働大臣の指定する疾病の治療を行うこと．
④　試験及び検査を行い，並びに医師，歯科医師，薬剤師その他の者に試験及び検査に関する施設を利用させること．

〔保健所の援助等〕

第8条 都道府県の設置する保健所は，前2条に定めるもののほか，所管区域内の市町村の地域保健対策の実施に関し，市町村相互間の連絡調整を行い，及び市町村の求めに応じ，技術的助言，市町村職員の研修その他必要な援助を行うことができる.

〔職権の委任〕

第9条 第5条第1項に規定する地方公共団体の長は，その職権に属する第6条各号に掲げる事項に関する事務を保健所長に委任することができる.

〔職　　員〕

第10条 保健所に，政令の定めるところにより，所長その他所要の職員を置く.

〔運営協議会〕

第11条 第5条第1項に規定する地方公共団体は，保健所の所管区域内の地域保健及び保健所の運営に関する事項を審議させるため，当該地方公共団体の条例で定めるところにより，保健所に，運営協議会を置くことができる.

〔支　　所〕

第12条 第5条第1項に規定する地方公共団体は，保健所の事業の執行の便を図るため，その支所を設けることができる.

〔名称の使用制限〕

第13条 この法律による保健所でなければ，その名称中に，保健所たることを示すような文字を用いてはならない.

〔使用料等の不徴収の原則〕

第14条 保健所の施設の利用又は保健所で行う業務については，政令で定める場合を除いては，使用料，手数料又は治療料を徴収してはならない.

〔国庫の負担〕

第15条 国は，保健所の施設又は設備に要する費用を支出する地方公共団体に対し，予算の範囲内において，政令で定めるところにより，その費用の全部又は一部を補助することができる.

〔厚生労働大臣への報告〕

第16条 厚生労働大臣は，政令の定めるところにより，第5条第1項に規定する地方公共団体の長に対し，保健所の運営に関し必要な報告を求めることができる.

2 厚生労働大臣は，第5条第1項に規定する地方公共団体に対し，保健所の設置及び運営に関し適切と認める技術的な助言又は勧告をすることができる.

〔政令への委任〕

第17条 この章に定めるもののほか，保健所及び保健所支所の設置，廃止及び運営に関して必要な事項は，政令でこれを定める.

第4章　市町村保健センター

〔市町村保健センター〕
第18条　市町村は，市町村保健センターを設置することができる．
2　市町村保健センターは，住民に対し，健康相談，保健指導及び健康診査その他地域保健に関し必要な事業を行うことを目的とする施設とする．

〔国の補助〕
第19条　国は，予算の範囲内において，市町村に対し，市町村保健センターの設置に要する費用の一部を補助することができる．

〔国の配慮〕
第20条　国は，次条第1項の町村が市町村保健センターを整備しようとするときは，その整備が円滑に実施されるように適切な配慮をするものとする．

第5章　地域保健対策に係る人材確保の支援に関する計画

〔人材確保支援計画〕
第21条　都道府県は，当分の間，基本指針に即して，政令で定めるところにより，地域保健対策の実施に当たり特にその人材の確保又は資質の向上を支援する必要がある町村について，町村の申出に基づき，地域保健対策を円滑に実施するための人材の確保又は資質の向上の支援に関する計画（以下「人材確保支援計画」という．）を定めることができる．
2　人材確保支援計画は，次に掲げる事項について定めるものとする．
　①　人材確保支援計画の対象となる町村（以下「特定町村」という．）
　②　都道府県が実施する特定町村の地域保健対策を円滑に実施するための人材の確保又は資質の向上に資する事業の内容に関する事項
3　前項各号に掲げる事項のほか，人材確保支援計画を定める場合には，特定町村の地域保健対策を円滑に実施するための人材の確保又は資質の向上の基本的方針に関する事項について定めるよう努めるものとする．
4　都道府県は，人材確保支援計画を定め，又はこれを変更しようとするときは，あらかじめ，特定町村の意見を聴かなければならない．
5　都道府県は，人材確保支援計画を定め，又はこれを変更したときは，遅滞なく，厚生労働大臣にこれを通知しなければならない．

4 食育基本法

(公布：平成17年6月17日法律第63号)
(最終改正：平成27年9月11日法律第66号)

目 次

前 文
第1章 総則（第1条－第15条）
第2章 食育推進基本計画等（第16条－第18条）
第3章 基本的施策（第19条-第25条）
第4章 食育推進会議等（第26条－第33条）
附 則

　21世紀における我が国の発展のためには，子どもたちが健全な心と身体を培い，未来や国際社会に向かって羽ばたくことができるようにするとともに，すべての国民が心身の健康を確保し，生涯にわたって生き生きと暮らすことができるようにすることが大切である.

　子どもたちが豊かな人間性をはぐくみ，生きる力を身に付けていくためには，何よりも「食」が重要である. 今，改めて，食育を，生きる上での基本であって，知育，徳育及び体育の基礎となるべきものと位置付けるとともに，様々な経験を通じて「食」に関する知識と「食」を選択する力を習得し，健全な食生活を実践することができる人間を育てる食育を推進することが求められている. もとより，食育はあらゆる世代の国民に必要なものであるが，子どもたちに対する食育は，心身の成長及び人格の形成に大きな影響を及ぼし，生涯にわたって健全な心と身体を培い豊かな人間性をはぐくんでいく基礎となるものである.

　一方，社会経済情勢がめまぐるしく変化し，日々忙しい生活を送る中で，人々は，毎日の「食」の大切さを忘れがちである. 国民の食生活においては，栄養の偏り，不規則な食事，肥満や生活習慣病の増加，過度の痩身志向などの問題に加え，新たな「食」の安全上の問題や，「食」の海外への依存の問題が生じており，「食」に関する情報が社会に氾濫する中で，人々は，食生活の改善の面からも，「食」の安全の確保の面からも，自ら「食」のあり方を学ぶことが求められている. また，豊かな緑と水に恵まれた自然の下で先人からはぐくまれてきた，地域の多様性と豊かな味覚や文化の香りあふれる日本の「食」が失われる危機にある.

　こうした「食」をめぐる環境の変化の中で，国民の「食」に関する考え方を育て，健全な食生活を実現することが求められるとともに，都市と農山漁村の共生・対流を進め，「食」に関する消費者と生産者との信頼関係を構築して，地域社会の活性化，豊かな食文化の継承及び発展，環境と調和のとれた食料の生産及び消費の推進並びに食料自給率の向上に寄与することが期待されている.

　国民一人一人が「食」について改めて意識を高め，自然の恩恵や「食」に関わる人々の様々な活動への感謝の念や理解を深めつつ，「食」に関して信頼できる情報に基づく適切な判断を行う能力を身に付けることによって，心身の健康を増進する健全な食生活を実践するために，今こそ，家庭，学校，保育所，地域等を中心に，国民運動として，食育の推進に取り組んでいくことが，我々に課せられている課題である. さらに，食育の推進に関する我が国の取組が，海外との交流等を通じて食育に関して国際的に貢献することにつながることも期待される.

　ここに，食育について，基本理念を明らかにしてその方向性を示し，国，地方公共団体及び国民の食育の推進に関する取組を総合的かつ計画的に推進するため，この法律を制定する.

第1章　総　則

（目　的）
第1条　この法律は，近年における国民の食生活をめぐる環境の変化に伴い，国民が生涯にわたって健全な心身を培い，豊かな人間性をはぐくむための食育を推進することが緊要な課題となっていることにかんがみ，食育に関し，基本理念を定め，及び国，地方公共団体等の責務を明らかにするとともに，食育に関する施策の基本となる事項を定めることにより，食育に関する施策を総合的かつ計画的に推進し，もって現在及び将来にわたる健康で文化的な国民の生活と豊かで活力ある社会の実現に寄与することを目的とする．

（国民の心身の健康の増進と豊かな人間形成）
第2条　食育は，食に関する適切な判断力を養い，生涯にわたって健全な食生活を実現することにより，国民の心身の健康の増進と豊かな人間形成に資することを旨として，行われなければならない．

（食に関する感謝の念と理解）
第3条　食育の推進に当たっては，国民の食生活が，自然の恩恵の上に成り立っており，また，食に関わる人々の様々な活動に支えられていることについて，感謝の念や理解が深まるよう配慮されなければならない．

（食育推進運動の展開）
第4条　食育を推進するための活動は，国民，民間団体等の自発的意思を尊重し，地域の特性に配慮し，地域住民その他の社会を構成する多様な主体の参加と協力を得るものとするとともに，その連携を図りつつ，あまねく全国において展開されなければならない．

（子どもの食育における保護者，教育関係者等の役割）
第5条　食育は，父母その他の保護者にあっては，家庭が食育において重要な役割を有していることを認識するとともに，子どもの教育，保育等を行う者にあっては，教育，保育等における食育の重要性を十分自覚し，積極的に子どもの食育の推進に関する活動に取り組むこととなるよう，行われなければならない．

（食に関する体験活動と食育推進活動の実践）
第6条　食育は，広く国民が家庭，学校，保育所，地域その他のあらゆる機会とあらゆる場所を利用して，食料の生産から消費等に至るまでの食に関する様々な体験活動を行うとともに，自ら食育の推進のための活動を実践することにより，食に関する理解を深めることを旨として，行われなければならない．

（伝統的な食文化，環境と調和した生産等への配意及び農山漁村の活性化と食料自給率の向上への貢献）
第7条　食育は，我が国の伝統のある優れた食文化，地域の特性を生かした食生活，環境と調和のとれた食料の生産とその消費等に配意し，我が国の食料の需要及び供給の状況についての国民の理解を深めるとともに，食料の生産者と消費者との交流等を図ることにより，農山漁村の活性化と我が国の食料自給率の向上に資するよう，推進されなければならない．

(食品の安全性の確保等における食育の役割)

第8条 食育は，食品の安全性が確保され安心して消費できることが健全な食生活の基礎であることにかんがみ，食品の安全性をはじめとする食に関する幅広い情報の提供及びこれについての意見交換が，食に関する知識と理解を深め，国民の適切な食生活の実践に資することを旨として，国際的な連携を図りつつ積極的に行われなければならない．

(国の責務)

第9条 国は，第2条から前条までに定める食育に関する基本理念（以下「基本理念」という．）にのっとり，食育の推進に関する施策を総合的かつ計画的に策定し，及び実施する責務を有する．

(地方公共団体の責務)

第10条 地方公共団体は，基本理念にのっとり，食育の推進に関し，国との連携を図りつつ，その地方公共団体の区域の特性を生かした自主的な施策を策定し，及び実施する責務を有する．

(教育関係者等及び農林漁業者等の責務)

第11条 教育並びに保育，介護その他の社会福祉，医療及び保健（以下「教育等」という．）に関する職務に従事する者並びに教育等に関する関係機関及び関係団体（以下「教育関係者等」という．）は，食に関する関心及び理解の増進に果たすべき重要な役割にかんがみ，基本理念にのっとり，あらゆる機会とあらゆる場所を利用して，積極的に食育を推進するよう努めるとともに，他の者の行う食育の推進に関する活動に協力するよう努めるものとする．

2 農林漁業者及び農林漁業に関する団体（以下「農林漁業者等」という．）は，農林漁業に関する体験活動等が食に関する国民の関心及び理解を増進する上で重要な意義を有することにかんがみ，基本理念にのっとり，農林漁業に関する多様な体験の機会を積極的に提供し，自然の恩恵と食に関わる人々の活動の重要性について，国民の理解が深まるよう努めるとともに，教育関係者等と相互に連携して食育の推進に関する活動を行うよう努めるものとする．

(食品関連事業者等の責務)

第12条 食品の製造，加工，流通，販売又は食事の提供を行う事業者及びその組織する団体（以下「食品関連事業者等」という．）は，基本理念にのっとり，その事業活動に関し，自主的かつ積極的に食育の推進に自ら努めるとともに，国又は地方公共団体が実施する食育の推進に関する施策その他の食育の推進に関する活動に協力するよう努めるものとする．

(国民の責務)

第13条 国民は，家庭，学校，保育所，地域その他の社会のあらゆる分野において，基本理念にのっとり，生涯にわたり健全な食生活の実現に自ら努めるとともに，食育の推進に寄与するよう努めるものとする．

(法制上の措置等)

第14条 政府は，食育の推進に関する施策を実施するため必要な法制上又は財政上の措置その他の措置を講じなければならない．

（年次報告）

第15条　政府は，毎年，国会に，政府が食育の推進に関して講じた施策に関する報告書を提出しなければならない．

第2章　食育推進基本計画等

（食育推進基本計画）

第16条　食育推進会議は，食育の推進に関する施策の総合的かつ計画的な推進を図るため，食育推進基本計画を作成するものとする．

2　食育推進基本計画は，次に掲げる事項について定めるものとする．

①　食育の推進に関する施策についての基本的な方針

②　食育の推進の目標に関する事項

③　国民等の行う自発的な食育推進活動等の総合的な促進に関する事項

④　前3号に掲げるもののほか，食育の推進に関する施策を総合的かつ計画的に推進するために必要な事項

3　食育推進会議は，第1項の規定により食育推進基本計画を作成したときは，速やかにこれを農林水産大臣に報告し，及び関係行政機関の長に通知するとともに，その要旨を公表しなければならない．

4　前項の規定は，食育推進基本計画の変更について準用する．

（都道府県食育推進計画）

第17条　都道府県は，食育推進基本計画を基本として，当該都道府県の区域内における食育の推進に関する施策についての計画（以下「都道府県食育推進計画」という．）を作成するよう努めなければならない．

2　都道府県（都道府県食育推進会議が置かれている都道府県にあっては，都道府県食育推進会議）は，都道府県食育推進計画を作成し，又は変更したときは，速やかに，その要旨を公表しなければならない．

（市町村食育推進計画）

第18条　市町村は，食育推進基本計画（都道府県食育推進計画が作成されているときは，食育推進基本計画及び都道府県食育推進計画）を基本として，当該市町村の区域内における食育の推進に関する施策についての計画（以下「市町村食育推進計画」という．）を作成するよう努めなければならない．

2　市町村（市町村食育推進会議が置かれている市町村にあっては，市町村食育推進会議）は，市町村食育推進計画を作成し，又は変更したときは，速やかに，その要旨を公表しなければならない．

第3章　基本的施策

（家庭における食育の推進）

第19条　国及び地方公共団体は，父母その他の保護者及び子どもの食に対する関心及び理解を

深め，健全な食習慣の確立に資するよう，親子で参加する料理教室その他の食事についての望ましい習慣を学びながら食を楽しむ機会の提供，健康美に関する知識の啓発その他の適切な栄養管理に関する知識の普及及び情報の提供，妊産婦に対する栄養指導又は乳幼児をはじめとする子どもを対象とする発達段階に応じた栄養指導その他の家庭における食育の推進を支援するために必要な施策を講ずるものとする．

(学校，保育所等における食育の推進)

第 20 条　国及び地方公共団体は，学校，保育所等において魅力ある食育の推進に関する活動を効果的に促進することにより子どもの健全な食生活の実現及び健全な心身の成長が図られるよう，学校，保育所等における食育の推進のための指針の作成に関する支援，食育の指導にふさわしい教職員の設置及び指導的立場にある者の食育の推進において果たすべき役割についての意識の啓発その他の食育に関する指導体制の整備，学校，保育所等又は地域の特色を生かした学校給食等の実施，教育の一環として行われる農場等における実習，食品の調理，食品廃棄物の再生利用等様々な体験活動を通じた子どもの食に関する理解の促進，過度の痩身又は肥満の心身の健康に及ぼす影響等についての知識の啓発その他必要な施策を講ずるものとする．

(地域における食生活の改善のための取組の推進)

第 21 条　国及び地方公共団体は，地域において，栄養，食習慣，食料の消費等に関する食生活の改善を推進し，生活習慣病を予防して健康を増進するため，健全な食生活に関する指針の策定及び普及啓発，地域における食育の推進に関する専門的知識を有する者の養成及び資質の向上並びにその活用，保健所，市町村保健センター，医療機関等における食育に関する普及及び啓発活動の推進，医学教育等における食育に関する指導の充実，食品関連事業者等が行う食育の推進のための活動への支援等必要な施策を講ずるものとする．

(食育推進運動の展開)

第 22 条　国及び地方公共団体は，国民，教育関係者等，農林漁業者等，食品関連事業者等その他の事業者若しくはその組織する団体又は消費生活の安定及び向上等のための活動を行う民間の団体が自発的に行う食育の推進に関する活動が，地域の特性を生かしつつ，相互に緊密な連携協力を図りながらあまねく全国において展開されるようにするとともに，関係者相互間の情報及び意見の交換が促進されるよう，食育の推進に関する普及啓発を図るための行事の実施，重点的かつ効果的に食育の推進に関する活動を推進するための期間の指定その他必要な施策を講ずるものとする．

2　国及び地方公共団体は，食育の推進に当たっては，食生活の改善のための活動その他の食育の推進に関する活動に携わるボランティアが果たしている役割の重要性にかんがみ，これらのボランティアとの連携協力を図りながら，その活動の充実が図られるよう必要な施策を講ずるものとする．

(生産者と消費者との交流の促進，環境と調和のとれた農林漁業の活性化等)

第 23 条　国及び地方公共団体は，生産者と消費者との間の交流の促進等により，生産者と消費者との信頼関係を構築し，食品の安全性の確保，食料資源の有効な利用の促進及び国民の食に対する理解と関心の増進を図るとともに，環境と調和のとれた農林漁業の活性化に資するため，農林水産物の生産，食品の製造，流通等における体験活動の促進，農林水産物の生産

された地域内の学校給食等における利用その他のその地域内における消費の促進，創意工夫を生かした食品廃棄物の発生の抑制及び再生利用等必要な施策を講ずるものとする．

（食文化の継承のための活動への支援等）
第 24 条　国及び地方公共団体は，伝統的な行事や作法と結びついた食文化，地域の特色ある食文化等我が国の伝統のある優れた食文化の継承を推進するため，これらに関する啓発及び知識の普及その他の必要な施策を講ずるものとする．

（食品の安全性，栄養その他の食生活に関する調査，研究，情報の提供及び国際交流の推進）
第 25 条　国及び地方公共団体は，すべての世代の国民の適切な食生活の選択に資するよう，国民の食生活に関し，食品の安全性，栄養，食習慣，食料の生産，流通及び消費並びに食品廃棄物の発生及びその再生利用の状況等について調査及び研究を行うとともに，必要な各種の情報の収集，整理及び提供，データベースの整備その他食に関する正確な情報を迅速に提供するために必要な施策を講ずるものとする．
2　国及び地方公共団体は，食育の推進に資するため，海外における食品の安全性，栄養，食習慣等の食生活に関する情報の収集，食育に関する研究者等の国際的交流，食育の推進に関する活動についての情報交換その他国際交流の推進のために必要な施策を講ずるものとする．

第 4 章　食育推進会議等

（食育推進会議の設置及び所掌事務）
第 26 条　農林水産省に，食育推進会議を置く．
2　食育推進会議は，次に掲げる事務をつかさどる．
　①　食育推進基本計画を作成し，及びその実施を推進すること．
　②　前号に掲げるもののほか，食育の推進に関する重要事項について審議し，及び食育の推進に関する施策の実施を推進すること．

（組　織）
第 27 条　食育推進会議は，会長及び委員 25 人以内をもって組織する．

（会長）
第 28 条　会長は，農林水産大臣をもって充てる．
2　会長は，会務を総理する．
3　会長に事故があるときは，あらかじめその指名する委員がその職務を代理する．

（委　員）
第 29 条　委員は，次に掲げる者をもって充てる．
　①　農林水産大臣以外の国務大臣のうちから，農林水産大臣の申出により，内閣総理大臣が指定する者
　②　食育に関して十分な知識と経験を有する者のうちから，農林水産大臣が任命する者
2　前項第 2 号の委員は，非常勤とする．

（委員の任期）

第30条 前条第1項第2号の委員の任期は，2年とする．ただし，補欠の委員の任期は，前任者の残任期間とする．

2 前条第1項第2号の委員は，再任されることができる．

（政令への委任）

第31条 この章に定めるもののほか，食育推進会議の組織及び運営に関し必要な事項は，政令で定める．

（都道府県食育推進会議）

第32条 都道府県は，その都道府県の区域における食育の推進に関して，都道府県食育推進計画の作成及びその実施の推進のため，条例で定めるところにより，都道府県食育推進会議を置くことができる．

2 都道府県食育推進会議の組織及び運営に関し必要な事項は，都道府県の条例で定める．

（市町村食育推進会議）

第33条 市町村は，その市町村の区域における食育の推進に関して，市町村食育推進計画の作成及びその実施の推進のため，条例で定めるところにより，市町村食育推進会議を置くことができる．

2 市町村食育推進会議の組織及び運営に関し必要な事項は，市町村の条例で定める．

附 則 抄

（施行期日）

第1条 この法律は，公布の日から起算して一月を超えない範囲内において政令で定める日から施行する．

附 則（平成21年6月5日法律第49号）抄

（施行期日）

第1条 この法律は，消費者庁及び消費者委員会設置法（平成21年法律第48号）の施行の日から施行する．

附 則（平成27年9月11日法律第66号）抄

（施行期日）

第1条 この法律は，平成28年4月1日から施行する．ただし，次の各号に掲げる規定は，当該各号に定める日から施行する．

① 附則第7条の規定公布の日

（食育基本法の一部改正に伴う経過措置）

第4条 この法律の施行の際現に第25条の規定による改正前の食育基本法第26条第1項の規定により置かれている食育推進会議は，第25条の規定による改正後の食育基本法第26条

第 1 項の規定により置かれる食育推進会議となり，同一性をもって存続するものとする．

（政令への委任）
第 7 条 附則第 2 条から前条までに定めるもののほか，この法律の施行に関し必要な経過措置
は，政令で定める．

資料2 管理栄養士・栄養士配置規定

健康増進法に基づく配置規定

配置規定	配置規定条文	具体的な配置規定
法第21条第1項 省令7条関係	都道府県知事が指定する施設 1. 医学的管理が必要な施設であって継続的に1回300食以上又は1日750以上 2. 1. 以外の特別な栄養管理が必要な施設であって継続的に1回500食以上1日1,500食以上	管理栄養士の必置(置かなければならない) 病院:許可病床数300床以上 介護老人保健施設:入所定員300人以上 病院+介護老人保健施設(又は特定給食施設併設)300以上 社会・児童福祉各施設, 教護施設, 更生施設, 事業所など, 学校などの施設及び複数対象供給施設
法第21条第2項 省令5条8条関係	継続的に食事を供給する施設 1. 1回100食以上又は250食以上 2. 都道府県知事が指定する施設以外の給食施設であって1回300食又は1日750食以上	栄養士・管理栄養士の努力規定(置くように努めなければならない) 2. の特定給食施設に置かれる栄養士の内少なくとも1人は管理栄養士であるように努めなければならない

他法に基づく配置規定

施設の種類	配置規定法令		配置規定条文(抜粋)など
病院 ・病院 ・特定機能病院	(医療法) 医療法施行規則(昭和23年) 医療法施行規則	第19条 第22条の2	栄養士:病床数100以上の病院で1 管理栄養士:特定機能病院に1以上
・入院時食事療養費の基準	(健康保険法) 食事療養費 (平成6年)	一の(二) 二の(二)	入院時食事療養(1)算定の基準:食事療養は栄養士が行うことが条件 入院時食事療養に係る特別管理の基準:食事療養は管理栄養士が行うことが条件
介護保健施設 ・指定居宅療養管理指導事業所	(介護保険法) 指定居宅サービス等の事業の人員の設備及び運営に関する基準(平成11年)	第85条	管理栄養士:提供内容に応じた適当数
・指定短期入所生活介護事業所		第121条	栄養士:1以上 ただし, 定員が40人以下の場合には置かないことができる.
・短期入所療養介護事業所	(介護老人保健施設) (指定介護療養型医療施設) (療養病床を有する病院等) (老人性痴呆疾患療養病棟を有する病院)	第142条第1項 第142条第2項 第142条第3項 第142条第4項	栄養士:介護老人保健施設として必要な数 栄養士:指定介護療養型医療施設として必要な数 栄養士:療養病床を有する病院等として必要な数 栄養士:病床数が100以上の病院であるものにあっては1以上
・指定介護老人福祉施設	指定介護老人福祉施設の人員, 設備及び運営に関する基準 (平成11年)	第2条	栄養士:1以上 ただし, 定員が40人以下で, 他の社会福祉施設等の栄養士との連携が可能であれば置かないことができる.
・介護老人保健施設	介護老人保健施設の人員, 施設及び設備並びに運営に関する基準(平成11年)	第2条	栄養士:入所定員100以上の介護老人保健施設にあっては1以上
・指定介護療養型医療施設	指定介護療養型医療施設の人員, 設備及び運営に関する基準 (平成11年)	第2条第1項 (療養病床病院) 第2条第3項 (痴呆療養病院)	栄養士:療養病床を有する病院等として必要な数以上 栄養士:病床数が100以上の病院であるものにあっては1以上
・指定施設サービス等に要する費用の基準	基本食事サービス費	別表第二 注1, 2	食事の提供:管理栄養士による管理であることなお, 管理栄養士の管理でない場合は減算

施設の種類	配置規定法令		配置規定条文（抜粋）など
社会福祉施設 ・救護施設	（生活保護法） 救護施設，更生施設，授産施設及び宿所提供施設の設備及び運営に関する最低基準（昭和41年）	第11条	栄養士の必置
・更生施設		第19条	栄養士の必置
・身体障害者更正施設 （指定肢体不自由者） （指定視覚障害者） （指定聴覚言語障害者） （指定内部障害者） ・身体障害者療養施設 ・特定身体障害者授産施設	（身体障害者福祉法） 指定身体障害者更正施設等の設備及び運営に関する基準（平成12年）	第4条 第5条 第6条 第7条 第43条 第49条	栄養士：1以上　ただし，お定員が40人以下の場合には置かないことができる
・指定知的障害者入所更正施設 ・特定知的障害者入所授産施設	（知的障害者福祉法） 指定知的障害者更正施設等の設備及び運営に関する基準（平成14年）	第4条 第45条	栄養士の必置　ただし，定員が40人以下の場合には置かないことができる
・知的障害者更正施設 ・知的障害者授産施設	知的障害者援護施設の設備及び運営に関する基準（平成15年）	第28条 第52条	栄養士の必置　ただし，通所施設であって，入所定員が40人以下の場合には置かないことができる
・養護老人ホーム	（老人福祉法） 養護老人ホームの設備及び運営に関する基準（昭和41年）	第12条	栄養士の必置　ただし，特別養護老人ホームに併設し，入所定員が50人未満の場合には置かないことができる
・特別養護老人ホーム	特別養護老人ホームの設備及び運営に関する基準（平成11年）	第12条	栄養士の必置　ただし，入所定員が40人以下の施設であって，他の社会福祉施設等の栄養士と連携を図れる場合には置かないことができる
・軽費老人ホーム ・都市型経費老人ホーム	軽費老人ホームの設備及び運営に関する基準（昭和20年）	第11条 第39条	栄養士の必置　ただし，定員40人以下の社会福祉施設等の栄養士との連携が図れる場合には栄養士を置かないことができる 栄養士：1以上　入所者に提供するサービスに支障がない場合は置かないことができる
児童養護施設 ・乳児院 ・児童養護施設 ・福祉型障害児入所施設（※） ・福祉型児童発達支援センター（※） ・情緒障害児短期治療施設 ・児童自立支援施設	（児童福祉法） 児童福祉施設 最低基準 （昭和23年）	第21条 第42条 第49条 第63条 第73条 第80条	栄養士の必置　ただし，乳児10人未満の乳児院を除く 栄養士の必置 栄養士の必置　ただし，児童40人以下の施設にあっては置かないことができる 栄養士の必置 栄養士の必置　ただし，児童40人以下の施設にあっては置かないことができる

（※）福祉型障害児入所施設：主として知的障害のある児童（自閉症児を除く）を入所させる施設，自閉症児を入所させる施設，盲ろうあ児を入所させる施設，肢体不自由児を入所させる施設などがある．
福祉型児童発達支援センター：主として難聴児，重症心身障害児を通わせる施設を除いた施設，重症心身障害児を通わせる施設がある．

施設の種類	配置規定法令		配置規定条文（抜粋）など
学校給食	学校給食法（昭和29年）	第7条	学校栄養職員：義務教育諸学校又は共同調理場において学校給食の栄養に関する専門的事項をつかさどる職員は，栄養教諭の免許状を有する者又は栄養士の免許を有する者でなければならない．
	公立義務教育諸学校編制及び教職員定数の標準に関する法律（昭和33年）	第8条の2 第13条の2	学校栄養職員数は定められた算定数を用いた数とする．（算定法略）
事業所，寄宿舎	（労働安全衛生法）労働安全衛生規則（昭和47年）	第632条	1回100食以上又は1日250食以上の給食を行う場合，栄養士配置努力義務
	（労働基準法）事業附属寄宿舎規定	第26条	1回300食以上の給食を行う場合，栄養士の必置
保健所	地域保健法施行令	第5条（平14.11改）	管理栄養士，栄養士：保健所の業務を行なう者として地方公共団体の長が認める職員
	健康増進法	第19条（平14.8）	管理栄養士：都道府県知事が命じた栄養指導員
市町村保健センター	地域保健法	第21条（平14.2改）	管理栄養士・栄養士の法的必置及び努力規定は無い
	地域保健法施行令	第11条（平14.11改）	都道府県は町村の申し出に基づき地域保健を円滑に実施するための人材確保の支援をする
	厚生労働省健康局長通知	（平15.10改）	都道府県は町村に1人以上の行政栄養士を確保することに配慮して欲しい
栄養士養成施設	栄養士法施行規則	第9条5.8（平14.12改）	管理栄養士：専任の助手3人のうち2人以上は管理栄養士であること．栄養の指導及び給食の運営を担当する職員はそれぞれ1人以上は管理栄養士であること
	文部科学省高等教育局長・厚生労働省健康局長通達	第1-4（平14.4改）	管理栄養士，栄養士：校外実習施設は管理栄養士又は栄養士が専従する施設であること
管理栄養士養成施設	栄養士法施行規則	第11条5.7（平14.12改）	管理栄養士：専任の助手3人のうち2人以上は管理栄養士であること．栄養教育論臨床栄養学，公衆栄養学及び給食経営管理論の担当職員はそれぞれ1人以上は管理栄養士であること
	文部科学省高等教育局長・厚生労働省健康局長通達	第1-4（平14.4改）	管理栄養士：臨地実習施設は管理栄養士が専従する施設であること．
調理師養成施設	調理師法－調理師養成施設指導要領	第5（平9.5改）	管理栄養士，栄養士：「栄養学」（大学卒業後2年以上又は栄養士免許取得後4年以上の実地指導の経験を有する者） 栄養士：「食品学」（栄養士免許取得後4年以上の食品学についての教育研究又は実地指導の経験を有する者） 栄養士：「調理理論」（栄養士免許取得後4年以上の調理理論についての教育，研究又は実地指導の経験を有する者）

健康づくりのための食生活指針（対象特性別）

成人病予防のための食生活指針

1. いろいろ食べて成人病予防
   - 主食，主菜，副菜をそろえ，目標は1日30食
   - いろいろ食べても，食べ過ぎないように
2. 日常生活は食事と運動のバランスで
   - 食事はいつも腹八分目
   - 運動十分で食事を楽しもう
3. 減塩で高血圧と胃がん予防
   - 塩からい食品を避け，食塩摂取は1日10グラム以下
   - 調理の工夫で，無理なく減塩
4. 脂肪を減らして心臓病予防
   - 脂肪とコレステロール摂取を控えめに
   - 動物性脂肪，植物油，魚油をバランス良く
5. 生野菜，緑黄色野菜でがん予防
   - 生野菜，緑黄色野菜を毎日の食卓に
6. 食物繊維で便秘・大腸がんを予防
   - 野菜，海藻をたっぷりと
7. カルシウムを十分にとって丈夫な骨づくり
   - 骨粗鬆症の予防は青壮年期から
   - カルシウムに富む牛乳，小魚，海藻を
8. 甘い物はほどほどに
   - 糖分は控えて肥満予防
9. 禁煙，節酒で健康長寿
   - 禁煙は百益あっても一害なし
   - 百薬の長アルコールも飲み方次第

成長期の食生活指針

1) 子供と親を結ぶ絆としての食事 - 乳児期 -
   1. 食事を通してのスキンシップを大切に
   2. 母乳で育つ赤ちゃん，元気
   3. 離乳の完了，満1歳
   4. いつでも活用，母子健康手帳
2) 食習慣の基礎づくりとしての食事－幼児期－
   1. 食事のリズムを大切に，規則的に
   2. 何でも食べられる元気な子
   3. うす味と和風料理に慣れさせよう
   4. 与えよう，牛乳・乳製品を十分に
   5. 一家そろって食べる食事の楽しさを
   6. 心掛けよう，手づくりのおやつの素晴らしさ
   7. 保育所や幼稚園での食事にも関心を
   8. 外遊び，親子そろって習慣に
3) 食習慣の完成期としての食事－学童期－
   1. 1日3食規則的，バランスとれた良い食事
   2. 飲もう，食べよう，牛乳・乳製品
   3. 十分に食べる習慣，野菜と果物
   4. 食べ過ぎや偏食なしの習慣を
   5. おやつには，いろんな食品や量に気配りを
   6. 加工食品，インスタント食品の正しい利用
   7. 楽しもう，一家団らんおいしい食事
   8. 考えよう，学校給食のねらいと内容
   9. つけさせよう，外に出て体を動かす習慣を
4) 食習慣の自立期としての食事－思春期－
   1. 朝，昼，晩，いつもバランス良い食事

女性（母性を含む）のための食生活指針

2. 進んでとろう，牛乳・乳製品を
3. 十分に食べて健康，野菜と果物
4. 食べ過ぎ，偏食，ダイエットにはご用心
5. 偏らない，加工食品，インスタント食品に
6. 気をつけて，夜食の内容，病気のもと
7. 楽しく食べよう，みんなで食事
8. 気を配ろう，過度な運動，健康づくり

1. 食生活は健康と美のみなもと
   - 上手に食べて体の内から美しく
   - 無茶な減量，貧血のもと
   - 豊富な野菜で便秘を予防
2. 新しい生命と母に良い栄養
   - しっかり食べて，一人二役
   - 日常の仕事，買い物，良い運動
   - 酒とたばこの害から胎児を守ろう
3. 次の世代に賢い食習慣を
   - うす味のおいしさを，愛児の舌にすり込もう
   - 自然な生活リズムを幼いときから
   - よく噛んで，よーく味わう習慣を
4. 食事に愛とふれ合いを
   - 買ってきた加工食品にも手のぬくもりを
   - 朝食はみんなの努力で勢ぞろい
   - 食卓は「いただきます」で始まる今日の出来ごと報告会
5. 家族の食事，主婦はドライバー
   - 食卓で，家族の顔見て健康管理
   - 栄養バランスは，主婦のメニューで安全運転
   - 調理自慢，味と見栄に安全チェック
6. 働く女性は正しい食事で元気はつらつ
   - 体が資本，食で健康投資
   - 外食は新しい料理を知る機会
   - 食事づくりに趣味を見つけてストレス解消
7. 「伝統」と「創造」で新しい食文化を
   - 「伝統」に「創造」を加えて，我が家の食文化
   - 新しい生活の知恵で環境の変化に適応
   - 食文化，あなたとわたしの積み重ね

高齢者のための食生活指針

1. 低栄養に気をつけよう
   - 体重低下は黄信号
2. 調理の工夫で多様な食生活を
   - 何でも食べよう，だが食べ過ぎに気をつけて
3. 副菜から食べよう
   - 年をとったらおかずが大切
4. 食生活をリズムに乗せよう
   - 食事はゆっくり，欠かさずに
5. よく体を動かそう
   - 空腹感は最高の味付け
6. 食生活の知恵を身につけよう
   - 食生活の知恵は若さと健康づくりの羅針盤
7. おいしく，楽しく，食事をとろう
   - 豊かな心が育む健やかな高齢期

（資料：厚生省（現 厚生労働省）の健康増進栄養課 1990）

食生活指針（2016年）

食生活指針	食生活指針の実践
食事を楽しみましょう．	・毎日の食事で，健康寿命をのばしましょう． ・おいしい食事を，味わいながらゆっくりよく噛んで食べましょう． ・家族の団らんや人との交流を大切に，また，食事づくりに参加しましょう．
1日の食事のリズムから，健やかな生活リズムを．	・朝食で，いきいきした1日を始めましょう． ・夜食や間食はとりすぎないようにしましょう． ・飲酒はほどほどにしましょう．
適度な運動とバランスのよい食事で，適正体重の維持を．	・普段から体重を量り，食事量に気をつけましょう． ・普段から意識して身体を動かすようにしましょう． ・無理な減量はやめましょう． ・特に若年女性のやせ，高齢者の低栄養にも気をつけましょう．
主食，主菜，副菜を基本に，食事のバランスを．	・多様な食品を組み合わせましょう． ・調理方法が偏らないようにしましょう． ・手作りと外食や加工食品・調理食品を上手に組み合わせましょう．
ごはんなどの穀類をしっかりと．	・穀類を毎食とって，糖質からのエネルギー摂取を適正に保ちましょう． ・日本の気候・風土に適している米などの穀類を利用しましょう．
野菜・果物，牛乳・乳製品，豆類，魚なども組み合わせて．	・たっぷり野菜と毎日の果物で，ビタミン，ミネラル，食物繊維をとりましょう． ・牛乳・乳製品，緑黄色野菜，豆類，小魚などで，カルシウムを十分にとりましょう．
食塩は控えめに，脂肪は質と量を考えて．	・食塩の多い食品や料理を控えめにしましょう．食塩摂取量の目標値は，男性で1日8g未満，女性で7g未満とされています． ・動物，植物，魚由来の脂肪をバランスよくとりましょう． ・栄養成分表示を見て，食品や外食を選ぶ習慣を身につけましょう．
日本の食文化や地域の産物を活かし，郷土の味の継承を．	・「和食」をはじめとした日本の食文化を大切にして，日々の食生活に活かしましょう． ・地域の産物や旬の素材を使うとともに，行事食を取り入れながら，自然の恵みや四季の変化を楽しみましょう． ・食材に関する知識や調理技術を身につけましょう． ・地域や家庭で受け継がれてきた料理や作法を伝えていきましょう．
食料資源を大切に，無駄や廃棄の少ない食生活を．	・まだ食べられるのに廃棄されている食品ロスを減らしましょう． ・調理や保存を上手にして，食べ残しのない適量を心がけましょう． ・賞味期限や消費期限を考えて利用しましょう．
「食」に関する理解を深め，食生活を見直してみましょう．	・子どものころから，食生活を大切にしましょう． ・家庭や学校，地域で，食品の安全性を含めた「食」に関する知識や理解を深め，望ましい習慣を身につけましょう． ・家庭や仲間と，食生活を考えたり，話し合ったりしてみましょう． ・自分たちの健康目標をつくり，よりよい食生活を目指しましょう．

（資料：文部省決定，厚生省決定，農林水産省決定　平成28年6月一部改正）

健康日本21（第三次）の主な目標

【栄養・食生活，身体活動・運動，休養，飲酒，喫煙及び歯・口腔の健康に関する生活習慣の改善に関する目標】

（1）栄養・食生活

項　目	現　状	目　標
① 適正体重を維持している者（BMI 18.5 以上 25 未満）の増加（肥満、若年女性のやせ、低栄養傾向の高齢者の減少） ※ 65 歳以上は BMI120 を超え 25 未満	60.3 % （令和元年度）	66 % （令和 14 年度） ・20 ～ 60 歳代男性の肥満者の割合の減少：30 % 未満 ・40 ～ 60 歳代女性の肥満者の割合の減少：15 % 未満 ・20 ～ 30 歳代女性のやせの者の割合の減少：15 % 未満 ・低栄養傾向の高齢者（65 歳以上）の割合の減少：13 % 未満
② 児童・生徒における肥満傾向児の減少	10 歳（小学 5 年生）10.96 % （令和 3 年度） ※ 男子 12.58 %、女子 9.26 %	2023（令和 5 年）度から開始する第 2 次成育医療等の提供に関する施策の総合的な推進に関する基本的な方針に合わせて設定
③ バランスの良い食事を摂っている者の増加	なし （参考）令和 3 年度食育に関する意識調査：37.7 %	50 % （令和 14 年度）
④ 野菜摂取量の増加	281g/ 日 （令和元年度）	350g/ 日 （令和 14 年度）
⑤ 果物摂取量の改善	99g/ 日 （令和元年度）	200g/ 日 （令和 14 年度）
⑥ 食塩摂取量の減少	10.1g/ 日 （令和元年度）	7 g/ 日 （令和 14 年度）

（2）身体活動・運動

項　目	現　状	目　標
① 日常生活における歩数の増加	6,278 歩 / 日 （令和元年度） ※ 20 ～ 64 歳：男性 7,864 歩、女性 6,685 歩 65 歳以上：男性 5,396 歩、女性 4,656 歩	7,100 歩 / 日 （令和 14 年度） ※ 20 ～ 64 歳：男性 8,000 歩、女性 8,000 歩 65 歳以上：男性 6,000 歩、女性 6,000 歩
② 運動習慣者の増加	28.7 % （令和元年度） ※ 20 ～ 64 歳：男性 23.5 %、女性 16.9 % 65 歳以上：男性 41.9 %、女性 33.9 %	40 % （令和 14 年度） ※ 20 ～ 64 歳：男性 30 %、女性 30 % 65 歳以上：男性 50 %、女性 50 %
③ 運動やスポーツを習慣的に行っていないこどもの減少	小学 5 年生：女子 14.4 % （令和 3 年度） ※ 男子 8.8 %	第 2 次成育医療等基本方針に合わせて設定

（3）休養・睡眠

項　目	現　状	目　標
① 睡眠で休養がとれている者の増加	78.3％ （平成 30 年度） ※ 20 歳〜 59 歳：70.4％、 60 歳以上：86.8％	80％ （令和 14 年度） ※ 20 歳〜 59 歳：75％、 60 歳以上：90％
② 睡眠時間が十分に確保できている者の増加	54.5％ （令和元年度） ※ 20 歳〜 59 歳：53.2％、 60 歳以上：55.8％	60％ （令和 14 年度） ※ 20 歳〜 59 歳：60％、 60 歳以上：60％
③ 週労働時間 60 時間以上の雇用者の減少	8.8％ （令和 3 年）	5％ （令和 7 年） ※ 過労死等の防止のための対策に関する大綱の見直し等を踏まえて更新予定

（4）飲酒

項　目	現　状	目　標
① 生活習慣病（NCDs）のリスクを高める量を飲酒している者の減少	11.8％ （令和元年度） ※男性 14.9％、女性 9.1％	10％ （令和 14 年度）
② 20 歳未満の者の飲酒をなくす	2.2％ （令和 3 年度）	0％ （令和 14 年度）

（5）喫煙

項　目	現　状	目　標
① 喫煙率の減少 （喫煙をやめたい者がやめる）	16.7％ （令和元年度）	12％ （令和 14 年度）
② 20 歳未満の者の喫煙をなくす	0.6％ （令和 3 年度）	0％ （令和 14 年度）
③ 妊娠中の喫煙をなくす	1.9％ （令和 3 年度）	第 2 次成育医療等基本方針に合わせて設定

（6）歯・口腔の健康

項　目	現　状	目　標
① 歯周病を有する者の減少	57.2％ （平成 28 年度）	40％ （令和 14 年度）
② よく噛んで食べることができる者の増加	71.0％ （令和元年度）	80％ （令和 14 年度）
③ 歯科検診の受診者の増加	52.9％ （平成 28 年度）	95％ （令和 14 年度）

国民健康・栄養調査の流れと枠組み

6.1 国民健康・栄養調査の流れ

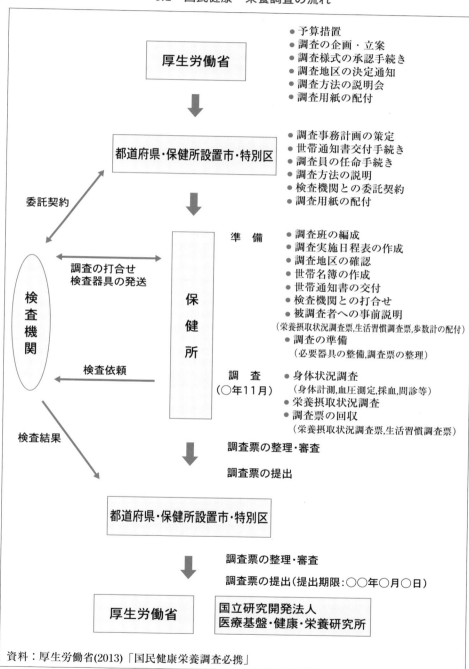

資料：厚生労働省(2013)「国民健康栄養調査必携」

6.2　国民健康・栄養調査の生活習慣調査

調査年度	調査内容・重点項目	対象・調査方法
2008 年 （平成 20 年）	食生活，身体活動・運動，休養（睡眠），飲酒，喫煙，歯の健康等に関する生活習慣全般を把握した．特に平成 20 年調査では，「体型」及び健康日本 21 における「身体活動・運動」，「たばこ」分野推進の基礎データとするため，肥満・やせの者の状況について把握するとともに，運動習慣，喫煙・禁煙の状況についても把握．	満 15 歳以上 アンケート調査
2009 年 （平成 21 年）	食生活，身体活動・運動，休養（睡眠），飲酒，喫煙，歯の健康等に関する生活習慣全般を把握する．また，平成 21 年度の重点項目として，「健康日本 21」における「歯の健康」，「食生活」に関する状況について把握．	満 1 歳以上 アンケート調査
2010 年 （平成 22 年）	食生活，身体活動・運動，休養（睡眠），飲酒，喫煙，歯の健康等に関する生活習慣全般を把握する．また，平成 22 年度の重点項目として，「循環器疾患」に関する状況について把握．	満 20 歳以上 アンケート調査
2011 年 （平成 23 年）	食生活，身体活動・運動，休養（睡眠），飲酒，喫煙，歯の健康等に関する生活習慣全般を把握．	満 20 歳以上 アンケート調査
2012 年 （平成 24 年）	食生活，身体活動・運動，休養（睡眠），飲酒，喫煙，歯の健康等に関する生活習慣全般を把握．	満 20 歳以上 アンケート調査
2013 年 （平成 25 年）	食習慣，歯の健康，身体活動，休養（睡眠），喫煙，飲酒の状況等生活習慣全般を把握．	満 20 歳以上 アンケート調査
2014 年 （平成 26 年）	食習慣，身体活動，休養（睡眠），飲酒，喫煙・歯の健康等に関する生活習慣全般を把握した．また，平成 26 年は重点項目として，世帯の所得について把握．	20 歳以上 自記式調査
2015 年 （平成 27 年）	食習慣，身体活動，休養（睡眠），飲酒，喫煙・歯の健康等に関する生活習慣全般を把握した．また，平成 27 年は重点項目として，社会環境について把握．	20 歳以上 自記式調査
2016 年 （平成 28 年）	食生活，身体活動，休養（睡眠），飲酒，喫煙，歯の健康等に関する生活習慣全般を把握．	20 歳以上 自記式調査
2017 年 （平成 29 年）	食生活，身体活動，休養（睡眠），飲酒，喫煙，歯の健康等に関する生活習慣全般を把握した．また，平成 29 年は重点項目として，高齢者の健康・生活習慣の状況を把握．	20 歳以上 自記式調査（＊）
2018 年 （平成 30 年）	食生活，身体活動，休養（睡眠），飲酒，喫煙，歯の健康等に関する生活習慣全般を把握した．平成 30 年は社会経済状況と生活習慣等に関する状況を把握．	20 歳以上 自記式調査（＊）
2019 年 （令和 元 年）	食生活，身体活動，休養（睡眠），飲酒，喫煙，歯の健康等に関する生活習慣全般を把握した．令和元年は重点項目として社会環境の整備について把握． 　令和元年より，生活習慣調査票のオンライン調査が導入され，調査対象者はインターネットを経由して，自宅や会社などのパソコン，スマートフォンから電子調査票に回答．	20 歳以上 自記式調査（＊）

（＊）世帯の状況及び生活の様子については 60 歳以上．

（資料：厚生労働省）

6.3 調査項目の周期の考え方および調査内容の例

考え方	・年ごとの変化が大きいもの （短期間で変動しやすい項目） ・毎年実施される個別の政策の評価に利用 できるもの ・国際比較等において必要なもの ・政策的に毎年重点的に普及啓発したもの	・一定の期間をおいて施策・対策の効果として 現れるもの ・中期的な施策立案・評価のために詳細に把握 すべきもの ・基準値，標準曲線等の作成に必要なもの
栄養・食生活	・身体計測（身長，体重，ウエスト周囲等） ・血液検査（RBC，Ht，Hb，TP） ・栄養素等摂取量，食品摂取量 ・食事の状況（欠食，外食等）	・血液検査（フェリチン，葉酸等栄養所要量策 定に必要な栄養学的指標） ・尿検査 ・食生活に関する知識 ・食生活に関する態度（意識） ・食生活に関する行動（栄養成分表示の利用等） ・食生活指針の評価に関する項目
身体活動・ 運動	・歩行数 ・運動習慣（運動の頻度等）	・身体活動量 ・身体活動・運動に関する知識 ・身体活動・運動に関する程度（意識） ・身体活動・運動に関する行動
休養・こころ の健康	・睡眠に関する事項	・ストレスを感じているかどうか ・休養・こころの健康に関する知識
たばこ	・喫煙の状況（喫煙歴，喫煙本数等）	・血液検査（GOT，GTP，γ-GTP） ・飲酒に関する知識 ・飲酒に関する態度（意識）
アルコール	・飲酒の状況（飲酒量，飲酒頻度等）	・血液検査（GOT，GTP，γ-GTP） ・飲酒に関する知識 ・飲酒に関する態度（意識）
歯の健康	・歯磨きの習慣等セルフケアに関する事項 ・間食の習慣（栄養・食生活分野と関連）	・口腔及び歯の状況 ・歯科保健サービスの状況
糖尿病	・血液検査（血糖値，ヘモグロビンA1c） ・血圧測定（循環器病参照） ・肥満の状況（栄養・食生活参照） ・糖尿病治療薬の服薬状況 ・歩行数（身体活動・運動参照）	・血液検査 ・家族歴・既往歴 ・糖尿病健診の受診状況 ・健診後の事後指導状況 ・糖尿病の治療状況 ・糖尿病に関する知識 ・糖尿病に関する生活習慣の状況
循環器病	・血液検査（T-Cho1，TG，HDL-Cho1） ・血圧測定 ・循環器疾患治療薬の服薬状況 ・食塩，カリウム摂取量（栄養・食生活参照）	・血液検査（尿酸等） ・尿検査 ・心電図検査 ・既往歴，治療状況 ・食事，運動療法の受療状況 ・循環器に関連する生活習慣の状況
がん	・野菜類，果物類の摂取量 （栄養・食生活参照） ・食塩摂取量（栄養・食生活参照） ・脂肪エネルギー比率（栄養・食生活参照） ・喫煙の状況（たばこ参照） ・飲酒の状況（アルコール参照）	
健康日本21 評価に必要な 事項（上記分 野別以外）	・健康日本21（あるいは地方計画），生活 習慣病の認知度	・健康づくりに関する情報源 ・健康づくりに関する公衆，自主グループ等へ の参加状況

（資料：健康日本21評価手法検討会報告書）

資料 7 健康づくりのための身体活動基準2013（概要）

　ライフステージに応じた健康づくりのための身体活動（生活活動・運動）を推進することで健康日本 21（第 2 次）の推進に資するよう，「健康づくりのための運動基準 2006」を改定し，「健康づくりのための身体活動基準 2013」を策定した．

○　身体活動（生活活動及び運動）[1] 全体に着目することの重要性から，「運動基準」から「身体活動基準」に名称を改めた．
○　身体活動の増加でリスクを低減できるものとして，従来の糖尿病・循環器疾患等に加え，がんやロコモティブシンドローム・認知症が含まれることを明確化（システマティックレビューの対象疾患に追加）した．
○　こどもから高齢者までの基準を検討し，科学的根拠のあるものについて基準を設定した．
○　保健指導で運動指導を安全に推進するために具体的な判断・対応の手順を示した．
○　身体活動を推進するための社会環境整備を重視し，まちづくりや職場づくりにおける保健事業の活用例を紹介した．

血糖・血圧・脂質に関する状況		身体活動（生活活動・運動）[1]		運　動		体　力（うち全身持久力）
検診結果が基準範囲内	65 歳以上	強度を問わず，身体活動を毎日 40 分（＝ 10 メッツ・時／週）	今より少しでも増やす（例えば 10 分多く歩く）[4]	―	運動習慣をもつようにする（30 分以上・週 2 日以上）[4]	―
	18 ～ 64 歳	3 メッツ以上の強度の身体活動[2]を毎日 60 分（＝ 23 メッツ・時／週）		3 メッツ以上の強度の運動[3]を毎週 60 分（＝ 4 メッツ・時／週）		性・年代別に示した強度での運動を約 3 分継続可能
	18 歳未満	―		―		―
血糖・血圧・脂質のいずれかが保健指導レベルの者		医療機関にかかっておらず，「身体活動のリスクに関するスクリーニングシート」でリスクがないことを確認できれば，対象者が運動開始前・実施中に自ら体調確認ができるよう支援した上で，保健指導の一環としての運動指導を積極的に行う．				
リスク重複者又はすぐ受診を要する者		生活習慣病患者が積極的に運動をする際には，安全面での配慮がより特に重要になるので，まずかかりつけの医師に相談する．				

[1] 「身体活動」は，「生活活動」と「運動」に分けられる．このうち，生活活動とは，日常生活における労働，家事，通勤・通学などの身体活動を指す．また，運動とは，スポーツ等の，特に体力の維持・向上を目的として計画的・意図的に実施し，継続性のある身体活動を指す．
[2] 「3 メッツ以上の強度の身体活動」とは，歩行又はそれと同等以上の身体活動．
[3] 「3 メッツ以上の強度の運動」とは，息が弾み汗をかく程度の運動．
[4] 年齢別の基準とは別に，世代共通の方向性として示したもの．
　　　　（資料：「健康づくりのための身体活動基準・指針 2013 の概要」日本栄養士会雑誌第 56 巻第 3 号，P.413）

資料 8 第4次食育推進基本計画

令和3年3月食育推進会議決定

はじめに

　食は命の源であり，私たち人間が生きるために食は欠かせない．また，国民が健康で心豊かな生活を送るためには，健全な食生活を日々実践し，おいしく楽しく食べることやそれを支える社会や環境を持続可能なものにしていくことが重要である．

　平成17年6月に食育基本法（平成17年法律第63号）が制定され，国は15年にわたり，都道府県，市町村，関係機関・団体等多様な関係者とともに食育を推進してきた．その間，日常生活の基盤である家庭における共食を原点とし，学校，保育所等が子供の食育を進め，都道府県，市町村，様々な関係機関・団体等，地域における多様な関係者が様々な形で食育を主体的に推進してきた．

　しかしながら，我が国の食をめぐる環境は大きく変化してきており，様々な課題を抱えている．

　高齢化が進行する中で，健康寿命の延伸や生活習慣病の予防が引き続き国民的課題であり，栄養バランスに配慮した食生活の重要性は増している．人口減少，少子高齢化，世帯構造の変化や中食市場の拡大が進行するとともに，食に関する国民の価値観や暮らしの在り方も多様化し，健全な食生活を実践することが困難な場面も増えてきている．古くから各地で育まれてきた地域の伝統的な食文化が失われていくことも危惧される．

　食を供給面から見ると，農林漁業者や農山漁村人口の著しい高齢化・減少が進む中，我が国の令和元年度の食料自給率はカロリーベースで38％，生産額ベースで66％と食料の多くを海外からの輸入に頼っている．一方で，食品ロスが平成29年度推計で612万トン発生しているという現実もある．

　また，近年，日本各地で異常気象に伴う自然災害が頻発する等，地球規模の気候変動の影響が顕在化しており，食の在り方を考える上で環境問題を避けることはできなくなっている．

　国際的な観点から見ると，平成27年9月の国連サミットで採択された国際開発目標である「持続可能な開発のための2030アジェンダ」は，17の目標と169のターゲットから成る「SDGs（持続可能な開発目標）」を掲げ，「誰一人取り残さない」社会の実現を目指すものである．SDGsの目標には，「目標2．飢餓を終わらせ，食料安全保障及び栄養改善を実現し，持続可能な農業を促進する」，「目標4．すべての人々への包摂的かつ公正な質の高い教育を提供し，生涯学習の機会を促進する」，「目標12．持続可能な生産消費形態を確保する」などの食育と関係が深い目標がある．食育の推進は，我が国の「SDGsアクションプラン2021」（令和2年12月持続可能な開発目標（SDGs）推進本部決定）の中に位置付けられており，SDGsの達成に寄与するものである．

　さらに，新型コロナウイルス感染症の流行は，世界規模に拡大し，その影響は人々の生命や生活のみならず，行動・意識・価値観にまで波及した．接触機会低減のためのテレワークの増加，出張機会の減少等により，在宅時間が一時的に増加するとともに，外出の自粛等により飲食業が甚大な影響を受けるなど，我が国の農林水産業や食品産業にも様々な影響を与えた．また，

在宅時間や家族で食を考える機会が増えることで，食を見つめ直す契機ともなっており，家庭
での食育の重要性が高まるといった側面も有している．

　こうした「新たな日常」の中でも，食育がより多くの国民による主体的な運動となるために
は，ICT（情報通信技術）や社会のデジタル化の進展を踏まえ，デジタルツールやインターネッ
トも積極的に活用していくことが必要である．

　このような情勢を踏まえ，食育に関する施策を総合的かつ計画的に推進していくため，令和
3 年度からおおむね 5 年間を計画期間とする第 4 次食育推進基本計画を作成する．

第 4 次食育推進基本計画 食育の環と 3 つの重点事項

　右図（次ページ）は，生涯にわたって大切にしていきたい食育の全体像である「食育の環」です．
第 4 次食育推進基本計画では，3 つの重点事項を柱に，SDGs の考え方を踏まえ，食育を総合
的かつ計画的に推進していきます．

―食育の推進体制―
　第 4 次食育推進基本計画では，行政，教育関係者，食品関連事業者，ボランティア等関
係する団体が相互の理解を深め，連携・協働し，国民運動として食育を推進していきます．

重点事項 1

生涯を通じた心身の健康を支える食育の推進
　国民が生涯にわたって健全な心身を培い，豊かな人間性を育むためには，妊産婦や，乳幼児
から高齢者に至るまで，多様な暮らしに対応し，家庭，学校・保育所等，地域の各段階において，
切れ目なく，生涯を通じた心身の健康を支える食育を推進します．

重点事項 2

持続可能な食を支える食育の推進
　健全な食生活の基盤として持続可能な環境が不可欠であり，食育においても食を支える環境
の持続に資する取組を推進することが重要です．
　そのため，「食と環境との調和」「農林水産業や農山漁村を支える多様な主体とのつながりの
深化」「和食文化の保護・継承」を通じて，持続可能な食を支える食育を推進します．

重点事項 3

「新たな日常」やデジタル化に対応した食育の推進
　「新たな日常」においても食育を着実に実施するとともに，より多くの国民が主体的，効果的
に食育を実践できるよう，ICT 等のデジタル技術を有効活用する等により，食育を推進します．

私たちが育む食と未来

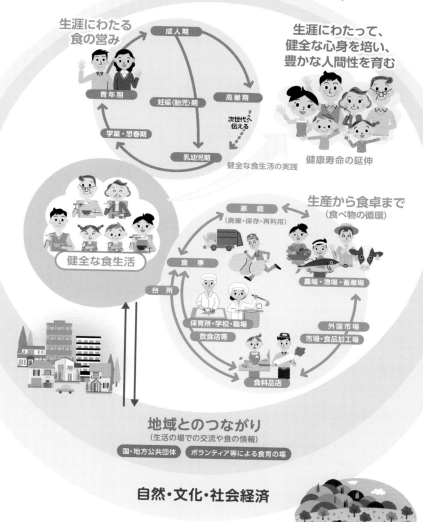

生涯にわたる
食の営み

生涯にわたって、
健全な心身を培い、
豊かな人間性を育む

成人期

青年期　　妊娠(胎児)期　　高齢期

学童・思春期　　　次世代へ
伝える

乳幼児期

健全な食生活の実践

健康寿命の延伸

健全な食生活

生産から食卓まで
(食べ物の循環)

家　庭
(廃棄・保存・再利用)

食　事

台　所

農場・漁場・畜産場

保育所・学校・職場
飲食店等

外国市場
市場・食品加工場

食料品店

地域とのつながり
(生活の場での交流や食の情報)

国・地方公共団体　　ボランティア等による食育の場

自然・文化・社会経済

（資料：農林水産省「第4次食育推進基本計画」啓発リーフレット）

「第 4 次食育推進基本計画」における食育の推進に当たっての目標

目標		現状値（令和 2 年度）	目標値（令和 7 年度）
	具体的な目標値		
1	食育に関心を持っている国民を増やす		
	① 食育に関心を持っている国民の割合	83.2%	90%以上
2	朝食又は夕食を家族と一緒に食べる「共食」の回数を増やす		
	② 朝食又は夕食を家族と一緒に食べる「共食」の回数	週 9.6 回	週 11 回以上
3	地域等で共食したいと思う人が共食する割合を増やす		
	③ 地域等で共食したいと思う人が共食する割合	70.7%	75%以上
4	朝食を欠食する国民を減らす		
	④ 朝食を欠食する子供の割合	4.6%*	0%
	⑤ 朝食を欠食する若い世代の割合	21.5%	15%以下
5	学校給食における地場産物を活用した取組等を増やす		
	⑥ 栄養教諭による地場産物に係る食に関する指導の平均的取組回数	月 9.1 回*	月 12 回以上
	⑦ 学校給食における地場産物を使用する割合（金額ベース）を現状値（令和元年度）から維持・向上した都道府県の割合	－	90%以上
	⑧ 学校給食における国産食材を使用する割合（金額ベース）を現状値（令和元年度）から維持・向上した都道府県の割合	－	90%以上
6	栄養バランスに配慮した食生活を実践する国民を増やす		
	⑨ 主食・主菜・副菜を組み合わせた食事を 1 日 2 回以上ほぼ毎日食べている国民の割合	36.4%	50%以上
	⑩ 主食・主菜・副菜を組み合わせた食事を 1 日 2 回以上ほぼ毎日食べている若い世代の割合	27.4%	40%以上
	⑪ 1 日あたりの食塩摂取量の平均値	10.1 g*	8 g 以下
	⑫ 1 日あたりの野菜摂取量の平均値	280.5 g*	350 g 以上
	⑬ 1 日あたりの果物摂取量 100 g 未満の者の割合	61.6%*	30%以下
7	生活習慣病の予防や改善のために，ふだんから適正体重の維持や減塩等に気をつけた食生活を実践する国民を増やす		
	⑭ 生活習慣病の予防や改善のために，ふだんから適正体重の維持や減塩等に気をつけた食生活を実践する国民の割合	64.3%	75%以上
8	ゆっくりよく噛んで食べる国民を増やす		
	⑮ ゆっくりよく噛んで食べる国民の割合	47.3%	55%以上
9	食育の推進に関わるボランティアの数を増やす		
	⑯ 食育の推進に関わるボランティア団体等において活動している国民の数	36.2 万人*	37 万人以上
10	農林漁業体験を経験した国民を増やす		
	⑰ 農林漁業体験を経験した国民（世帯）の割合	65.7%	70%以上
11	産地や生産者を意識して農林水産物・食品を選ぶ国民を増やす		
	⑱ 産地や生産者を意識して農林水産物・食品を選ぶ国民の割合	73.5%	80%以上
12	環境に配慮した農林水産物・食品を選ぶ国民を増やす		
	⑲ 環境に配慮した農林水産物・食品を選ぶ国民の割合	67.1%	75%以上
13	食品ロス削減のために何らかの行動をしている国民を増やす		
	⑳ 食品ロス削減のために何らかの行動をしている国民の割合	76.5%*	80%以上
14	地域や家庭で受け継がれてきた伝統的な料理や作法等を継承し，伝えている国民を増やす		
	㉑ 地域や家庭で受け継がれてきた伝統的な料理や作法等を継承し，伝えている国民の割合	50.4%	55%以上
	㉒ 郷土料理や伝統料理を月 1 回以上食べている国民の割合	44.6%	50%以上
15	食品の安全性について基礎的な知識を持ち，自ら判断する国民を増やす		
	㉓ 食品の安全性について基礎的な知識を持ち，自ら判断する国民の割合	75.2%	80%以上
16	推進計画を作成・実施している市町村を増やす		
	㉔ 推進計画を作成・実施している市町村の割合	87.5%*	100%

＊は令和元年度の数値

資料9 スマートミール（Smart Meal）の基準

1. エネルギー量は，1食当たり450〜650 kcal 未満（通称「ちゃんと」）と，650〜850 kcal（通称「しっかり」）の2段階とする．
2. 料理の組み合わせの目安は，①「主食＋主菜＋副菜」パターン　②「主食＋副食（主菜，副菜）」パターンの2パターンを基本とする．
3. PFCバランスが，食事摂取基準2015年版に示された，18歳以上のエネルギー産生栄養素バランス（PFC％E；たんぱく質13〜20％E，脂質20〜30％E，炭水化物50〜65％E）の範囲に入ることとする．
4. 野菜等（野菜・きのこ・海藻・いも）の重量は，140g以上とする．
5. 食塩相当量は，「ちゃんと」3.0g未満，「しっかり」3.5g未満とする．
6. 牛乳・乳製品，果物は，基準を設定しないが，適宜取り入れることが望ましい．
7. 特定の保健の用途に資することを目的とした食品や素材を使用しないこと．

1食あたりの提供エネルギー量（2段階）による分類

① 「主食＋主菜＋副菜」パターン

項　目	「ちゃんと」　450〜650 kcal 未満	「しっかり」　650〜850 kcal
主　食	・飯，めん類，パン（参考：飯の場合は，1食当たり150〜180gが目安）	・飯，めん類，パン（参考：飯の場合は，1食当たり170〜220gが目安）
主　菜	・魚，肉，卵，大豆製品：（参考）60〜120g	・魚，肉，卵，大豆製品：（参考）90〜150g
副菜1（付合せ等）	・野菜，きのこ，いも，海藻：140g以上	・野菜，きのこ，いも，海藻：140g以上
副菜2（小鉢，汁）		
食　塩	・食塩相当量：3.0g未満	・食塩相当量：3.5g未満

※）副菜は，副菜1を主菜の付合わせ等とし副菜2を独立した小鉢とする方法，あるいは副菜1と副菜2を合わせて1つの大きな副菜とする方法など，メニューにより自由に工夫をしてよい．

② 「主食＋副食（主菜，副菜）」パターン

項　目	「ちゃんと」　450〜650 kcal 未満	「しっかり」　650〜850 kcal
主　食	・飯，めん類，パン（参考：飯の場合は，1食当たり150〜180gが目安）	・飯，めん類，パン（参考：飯の場合は，1食当たり170〜220gが目安）
副食（主菜，副菜（汁））	・魚，肉，卵，大豆製品：（参考）70〜130g ・野菜，きのこ，いも，海藻：140g以上	・魚，肉，卵，大豆製品：（参考）100〜160g ・野菜，きのこ，いも，海藻：140g以上
食　塩	・食塩相当量：3.0g未満	・食塩相当量：3.5g未満

（資料：「スマートミール　Smart　Meal 」の基準，日本栄養改善学会HP より）

資料 10

生活習慣病予防その他の健康増進を目的として提供する食事について(目安)

	一般女性や中高年男性で，生活習慣病の予防に取り組みたい人向け 650 kcal 未満	一般男性や身体活動量の高い女性で，生活習慣病の予防に取り組みたい人向け 650 ～ 850 kcal
	穀類由来の炭水化物は 40 ～ 70 g	穀類由来の炭水化物は 70 ～ 95 g
主菜（料理Ⅱ）の目安	魚介類，肉類，卵類，大豆，大豆製品由来のたんぱく質は 10 ～ 17 g	魚介類，肉類，卵類，大豆，大豆製品由来のたんぱく質は 17 ～ 28 g
副菜（料理Ⅲ）の目安	緑黄色野菜を含む 2 種類以上の野菜（いも類，きのこ類・海藻類も含む）は 120 ～ 200 g	緑黄色野菜を含む 2 種類以上の野菜（いも類，きのこ類・海藻類も含む）は 120 ～ 200 g
牛乳・乳製品，果物の目安	牛乳・乳製品および果物は，容器入りあるいは丸ごとで提供される場合の 1 回提供量を目安とする． 　　牛乳・乳製品：100 ～ 200 g または mL（エネルギー 150 kcal 未満＊） 　　果物：100 ～ 200 g（エネルギー 100 kcal 未満＊） ＊これらのエネルギー量は，650 kcal 未満，または 650 ～ 850 kcal に含めない．	
料理全体の目安	〔エネルギー〕 ○料理Ⅰ，Ⅱ，Ⅲを組み合わせる場合のエネルギー量は 650 kcal 未満 ○単品の場合は，料理Ⅰ：300 kcal 未満，料理Ⅱ：250 kcal 未満，料理Ⅲ：150 kcal 未満 〔食　塩〕 ○料理Ⅰ，Ⅱ，Ⅲを組み合わせる場合の食塩含有量（食塩相当量）は 3 g 未満（当面 3 g を超える場合は，従来品と比べ 10 ％以上の低減） ○単品の場合は，食塩の使用を控えめにすること（当面 1 g を超える場合は，従来品と比べ 10 ％以上の低減） ＊1　エネルギー，食塩相当量について，見えやすいところにわかりやすく情報提供すること ＊2　不足しがちな食物繊維など栄養バランスを確保する観点から，精製度の低い穀類や野菜類，いも類，きのこ類，海藻類など多様な食材を利用することが望ましい	〔エネルギー〕 ○料理Ⅰ，Ⅱ，Ⅲを組み合わせる場合のエネルギー量は 650 ～ 850 kcal 未満 ○単品の場合は，料理Ⅰ：400 kcal 未満，料理Ⅱ：300 kcal 未満，料理Ⅲ：150 kcal 未満 〔食　塩〕 ○料理Ⅰ，Ⅱ，Ⅲを組み合わせる場合の食塩含有量（食塩相当量）は 3.5 g 未満（当面 3.5 g を超える場合は，従来品と比べ 10 ％以上の低減） ○単品の場合は，食塩の使用を控えめにすること（当面 1 g を超える場合は，従来品と比べ 10 ％以上の低減） ＊1　エネルギー，食塩相当量について，見えやすいところにわかりやすく情報提供すること ＊2　当該商品を提供する際には，「しっかりと身体を動かし，しっかり食べる」ことについて情報提供すること

（資料：厚生労働省，日本人の長寿を支える「健康な食事」の普及について，平成 27 年 9 月）

健康づくりのための睡眠指針2014

～睡眠12箇条～

第1条 良い睡眠で，からだもこころも健康に．	★ 良い睡眠で，からだの健康づくり ★ 良い睡眠で，こころの健康づくり ★ 良い睡眠で，事故防止
第2条 適度な運動，しっかり朝食，ねむりとめざめのメリハリを．	★ 定期的な運動や規則正しい食生活は良い睡眠をもたらす ★ 朝食はからだとこころのめざめに重要 ★ 睡眠薬代わりの寝酒は睡眠を悪くする ★ 就寝前の喫煙やカフェイン摂取を避ける
第3条 良い睡眠は，生活習慣病予防につながります．	★ 睡眠不足や不眠は生活習慣病の危険を高める ★ 睡眠時無呼吸は生活習慣病の原因になる ★ 肥満は睡眠時無呼吸のもと
第4条 睡眠による休養感は，こころの健康に重要です．	★ 眠れない，睡眠による休養感が得られない場合，こころのSOSの場合あり ★ 睡眠による休養感がなく，日中もつらい場合，うつ病の可能性も
第5条 年齢や季節に応じて，ひるまの眠気で困らない程度の睡眠を．	★ 必要な睡眠時間は人それぞれ ★ 睡眠時間は加齢で徐々に ★ 短縮年をとると朝型化　男性でより顕著 ★ 日中の眠気で困らない程度の自然な睡眠が一番
第6条 良い睡眠のためには，環境づくりも重要です．	★ 自分にあったリラックス法が眠りへの心身の準備となる ★ 自分の睡眠に適した環境づくり
第7条 若年世代は夜更かし避けて，体内時計のリズムを保つ．	★ 子どもには規則正しい生活を ★ 休日に遅くまで寝床で過ごすと夜型化を促進 ★ 朝目が覚めたら日光を取り入れる ★ 夜更かしは睡眠を悪くする
第8条 勤労世代の疲労回復・能率アップに，毎日十分な睡眠を．	★ 日中の眠気が睡眠不足のサイン ★ 睡眠不足は結果的に仕事の能率を低下させる ★ 睡眠不足が蓄積すると回復に時間がかかる ★ 午後の短い昼寝で眠気をやり過ごし能率改善
第9条 熟年世代は朝晩メリハリ，ひるまに適度な運動で良い睡眠．	★ 寝床で長く過ごしすぎると熟睡感が減る ★ 年齢にあった睡眠時間を大きく超えない習慣を ★ 適度な運動は睡眠を促進
第10条 眠くなってから寝床に入り，起きる時刻は遅らせない．	★ 眠たくなってから寝床に就く，就床時刻にこだわりすぎない ★ 眠ろうとする意気込みが頭を冴えさせ寝つきを悪くする ★ 眠りが浅いときは，むしろ積極的に遅寝・早起きに
第11条 いつもと違う睡眠には，要注意．	★ 睡眠中の激しいいびき・呼吸停止，手足のぴくつき・むずむず感や歯ぎしりは要注意 ★ 眠っても日中の眠気や居眠りで困っている場合は専門家に相談
第12条 眠れない，その苦しみをかかえずに，専門家に相談を．	★ 専門家に相談することが第一歩 ★ 薬剤は専門家の指示で使用

（資料：2014年（平成26年）3月，厚生労働省健康局）

資料 12　健康づくりのための休養指針

1．生活にリズムを	♪ 早目に気付こう，自分のストレスに ♪ 睡眠は気持ちよい目覚めがバロメーター ♪ 入浴で，からだもこころもリフレッシュ ♪ 旅に出掛けて，こころの切り換えを ♪ 休養と仕事のバランスで能率アップと過労防止
2．ゆとりの時間でみのりある休養を	♪ 1 日 30 分，自分の時間をみつけよう ♪ 活かそう休暇を，真の休養に ♪ ゆとりの中に，楽しみや生きがいを
3．生活の中にオアシスを	♪ 身近な中にもいこいの大切さ ♪ 食事空間にもバラエティを ♪ 自然とのふれあいで感じよう，健康の息吹を
4．出会いときずなで豊かな人生を	♪ 見出そう，楽しく無理のない社会参加 ♪ きずなの中ではぐくむ，クリエイティブ・ライフ

食生活の変遷

年	経済	生活観	食志向	食事	食品開発	食品の販売	家庭用生活機器
1945年（昭和20）	困窮	画一的	満腹 / 栄養素の充足	家族内食事（共存家族食）	魚肉ソーセージ / 缶・粉末ジュース / インスタントラーメン / 冷凍食品 / インスタントコーヒー / 市販ドレッシング		
1955年（昭和30）	復興					量販店	電気洗濯機 / 電気冷蔵庫
			洋風化		清涼飲料 / フリーズドライ（即席みそ汁） / レトルト食品 / カップ麺	自販機	電気掃除機 / トースター / 電気炊飯器 / 電子レンジ
1975年（昭和50）	高度成長		嗜好性 / 簡便化 / 安全性		缶入りコーヒー / スナック菓子 / ファーストフード / 素材缶詰 / レトルト米飯 / コピー食品 / スポーツ飲料 / 凍結乾燥食品 / カット野菜	コンビニエンスストア / ファミリーレストラン / ホカホカ弁当 / 食料宅配サービス / グルメツアー / スペシャリティレストラン / 自然食品店 / 宅配ピザ / 薬膳料理	電子ジャー・魔法瓶 / 冷凍庫付大型冷蔵庫 / システムキッチン / 食器乾燥機 / ホットプレート / グリルパン / 全自動洗濯機 / 電磁調理器
			高級化 / 国際化				
1985年（昭和60）			健康	家族外食事（孤食・個食・給食）・中食	電子レンジ食品 / 食物センイ飲料 / 高圧利用食品 / 無洗米 / 特定保健用食品 / ダイエット食品 / 惣菜型加工食品 / サプリメント / 備蓄食品 / 非常食 / 介護食品	出張料理サービス / 外食料理栄養成分表示店	ホームオートメーション
		多元的	個食化 / 快適性				
1995年（平成7）	安定成長						
2000年（平成12）			生活習慣病予防		保健機能食品 / 食物アレルギー配慮食品 / 規格基準型特定保健用食品	加工食品表示義務 / 遺伝子組み換え食品の表示義務 / 健康づくり協力店 / 栄養成分表示店 / 特別用途食品の見直し / トランス脂肪酸の含有量表示	電磁誘導加熱(IH)調理器 / 家事支援ロボット
2010年（平成22）							
2014年（平成26）					低カリウム野菜		
2018年（平成30）						健康な食事 / 食環境の認証	

管理栄養士・栄養士の活動年表

1872 年 (明治 5)	群馬県富岡製糸場で集団給食開始
1889 年	私立忠愛小学校（山形県）で集団給食開始
1914 年 (大正 3)	佐伯矩博士，私立栄養研究所開設 栄養研究所と栄養思想の普及にあたる
1920 年	国立栄養研究所設立
1924 年	佐伯栄養専門学校開設
1925 年	栄養士養成始まる　旧「保健所法」制定
1937 年 (昭和 12)	保健所の設置に際し，その任務の 1 つとして栄養の改善に関する指導を行うべきであることを定める．
1945 年 (昭和 20)	栄養士規則及び私立栄養士養成所指定規則公布，大日本栄養士会成立 連合軍最高司令官の指名により栄養調査実施
1946 年	厚生省 公衆保健局に栄養課設置
1947 年 (昭和 22)	栄養士法・保健所法・労働基準法・児童福祉法・食品衛生法公布
1948 年	医療法公布病院給食制度誕生
1949 年	第 1 回栄養士試験実施される
1950 年 (昭和 25)	栄養士法の一部改正により栄養士の就業年限が 2 年以上となる
1952 年	栄養改善法公布
1954 年 (昭和 29)	学校給食法公布 第 1 回日本栄養改善学会開催
1958 年 (昭和 33)	栄養教育としての「六つの基礎食品」の普及について厚生省から通達される 「完全給食制度」から「基準給食制度」へ名称変更調理師法公布 全国栄養士養成施設協会設立
1959 年 (昭和 34)	日本栄養士会，社団法人として設立許可される
1962 年 (昭和 37)	栄養士法の一部を改正する法律公布（管理栄養士制度創設）
1963 年	第 1 回管理栄養士試験実施
1965 年 (昭和 40)	全国栄養士養成施設協会社団法人として設立認可される
1978 年	厚生省 第 1 次国民健康づくり対策スタート
1980 年 (昭和 55)	世界保健デー記念「第 1 回健康づくり提唱のつどい」開催
1982 年 (昭和 57)	科学技術庁「四訂日本食品標準成分表」発表 栄養士憲章制定
1983 年	老人保健法公布
1985 年 (昭和 60)	栄養士法及び栄養改善法の一部を改正する法律公布（昭和 62 年 4 月施行） 厚生省「健康づくりのための食生活指針」発表
1986 年 (昭和 61)	厚生省「肥満とやせの判定表・図」発表 加工食品の栄養成分表示制度始まる
1987 年 (昭和 62)	第 1 回管理栄養士国家試験実施 厚生省 公衆衛生審議会「健康づくりのための運動指導者の養成について」発表 生涯教育制度スタート
1988 年 (昭和 63)	厚生省 第 2 次国民健康づくり対策〜アクティブ 80 ヘルスプラン〜スタート
1989 年 (平成元)	厚生省「第四次改定日本人の栄養所要量」，「健康づくりのための運動所要量」発表 科学技術庁「四訂日本食品標準成分表のフォローアップに関する調査報告 II 日本食品脂溶性成分表発表」（脂肪酸，コレステロール，ビタミン E) 発表 「国際栄養教育シンポジウム」開催
1990 年 (平成 2)	厚生省「健康づくりのための食生活指針（対象特性別）」発表
1991 年	外食料理栄養成分表示制度始まる

管理栄養士・栄養士の活動年表のつづき

1992 年 （平成 4）	科学技術庁「日本食品食物繊維成分表」発表 寝たきり老人等の訪問栄養指導始まる
1993 年 （平成 5）	市町村栄養士設置についての財政措置が講ぜられる科学技術「日本食品ビタミンD 成分表」発表 厚生省「健康づくりのための運動指針」発表 47 都道府県栄養士会法人化
1994 年 （平成 6）	健康保険法等の一部改正により基準給食制度が廃止され，入院時食事療養制度創設 保健所法が地域保健法に改正され，栄養指導業務が市町村へ移譲される 厚生省「第五次改定日本人の栄養所要量」「健康づくりのための休養指針」発表
1995 年 （平成 7）	食品衛生法及び栄養改善法の一部を改正する法律公布（栄養強調表示制度の創設）
1996 年 （平成 8）	厚生省「成人病」を「生活習慣病」に生涯教育制度は生涯学習制度へ
1997 年 （平成 9）	厚生省「21 世紀の栄養・食生活のあり方検討会報告書」発表 介護保険法成立による医療法の一部改正公布
1998 年 （平成 10）	厚生省「21 世紀の管理栄養士等あり方検討会報告書」，「21 世紀の国民栄養調査のあり方検討会報告書」発表
1999 年 （平成 11）	厚生省「第六次改定日本人の栄養所要量－食事摂取基準－」発表
2000 年 （平成 12）	栄養士法の一部が改正され，管理栄養士が登録から免許へ（平成 14 年 4 月 1 日施行） 厚生省 第 3 次国民健康づくり対策～ 21 世紀における国民健康づくり運動（「健康日本 21」）～スタート 厚生省・農林水産省・文部省，新しい「食生活指針」策定 介護保険制度スタート 科学技術庁「五訂日本食品標準成分表」発表
2001 年 （平成 13）	厚生労働省「健やか親子 21」スタート 厚生労働省「保健機能食品制度」創設
2002 年 （平成 14）	健康増進法の公布（平成 15 年 5 月 1 日施行） 管理栄養士・栄養士倫理綱領制定
2003 年 （平成 15）	食品安全基本法が制定され，内閣府に食品安全委員会設立 厚生労働省「健康づくりのための睡眠指針」発表
2004 年 （平成 16）	学校教育法等が一部改正され，栄養教諭創設（平成 17 年 4 月 1 日施行） 厚生労働省「日本人の食事摂取基準（2005 年版）」発表
2005 年 （平成 17）	初の全国栄養士大会開催 厚生労働省「健康フロンティア戦略」スタート 食育基本法の制定 厚生労働省・農林水産省「食事バランスガイド」公表 介護保険法等の一部を改正する法律成立，改正法の一部施行（施設給付の見直し），栄養ケア・マネジメントの導入
2006 年 （平成 18）	新管理栄養士国家試験の実施 厚生労働省「健康づくりのための運動指針 2006」策定 「妊産婦のための食生活指針」 内閣府「食育推進基本計画」策定 介護保険改正法の全面施行
2007 年 （平成 19）	厚生労働省「高齢者の医療の確保に関する法律」公布（平成 20 年 3 月） 「授乳・離乳の支援ガイド」の策定
2008 年 （平成 20）	学校給食摂取基準改正 「特定健康診査・特定保健指導」実施
2009 年 （平成 21）	厚生労働省「日本人の食事摂取基（2010 年版）」発表 厚生労働省「介護予防マニュアル」 厚生労働省「新健康フロンティア戦略」 消費者庁の設置
2010 年	「日本食品標準成分表 2010」公表
2011 年	内閣府「第 2 次食育推進基本計画」策定
2012 年 （平成 24）	健康日本 21（第 2 次）計画における目標値の策定 消費者庁食品表示の一元化 厚生労働省「介護予防マニュアル」改正

資料

巻末資料

管理栄養士・栄養士の活動年表のつづき

2013 年 (平成 25)	厚生労働省「健康づくりのための身体活動基準 2013，健康づくりのための身体活動指針 (アクティブガイド)」策定 消費者庁食品表示法の成立 第 4 次国民健康づくり対策「健康日本 21(第 2 次)」スタート	2018 年 (平成 30)	厚生労働省「あなたの栄養と食生活のアドバイザー 管理栄養士を知っていますか？(報告書)」公表 診療報酬改定，介護報酬改定 「保育所保育指針」の全部を改正し，施行 厚生労働省「食品衛生法等の一部を改正する法律」公布 「健康増進法の一部を改正する法律」公布 (受動喫煙対策) 成育基本法（略称）（「成育医療等基本法」）公布
2014 年 (平成 26)	「健康づくりのための睡眠指針 2014」発表厚生労働省「日本人の食事摂取基準 (2015 年版)」発表 厚生労働省「日本人の長寿を支える『健康な食事』のあり方に関する検討会報告書」発表		
		2019 年 (令和元)	「日本人の食事摂取基準（2020 年版)」策定検討会報告書（案）公表 「授乳・離乳支援ガイド」の策定
2015 年 (平成 27)	消費者庁「機能性表示食品制度」創設 文科省「日本食品標準成分表 2015 年版 (七訂)」公表 厚生労働省「健やか親子 21(第 2 次)」スタート 改正労働安全衛生法によるストレスチェック制度の施行	2020 年 (令和 2)	文科省「日本食品標準成分表 2020 年版 (八訂)」公表
		2021 年 (令和 3)	厚生労働省 介護報酬改定 農林水産省「第 4 次食育推進基本計画」策定 「東京栄養サミット 2021 」開催
2016 年 (平成 28)	農林水産省「第 3 次食育推進基本計画」策定 診療報酬改定により外来栄養食事指導料加算 文科省，厚労省，農水省「食生活指針」一部改正 「日本食品標準成分表 2015 年版（七訂)追補 2016 年」公表	2022 年 (令和 4)	「こども家庭庁設置法」公布 創設日：2023 年（令和 5）4 月 1 日 厚生労働省管轄保育園，内閣府管轄認定こども園：こども家庭庁に管轄移管 「こども基本法」公布 施行日：2023 年（令和 5）4 月 1 日
2017 年 (平成 29)	「日本食品標準成分表 2015 年版（七訂)追補 2017 年」公表	2023 年 (令和 5)	文科省「日本食品標準成分表（八訂）増補 2023 年」公表

アメリカ合衆国の食事ガイドライン「マイプレート」

Choose My Plate　10tips
「10 の栄養バランスポイント」

食事のエネルギー量をコントロールし，
栄養バランスを改善するための 10 項目

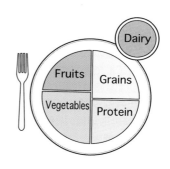

1. 必要エネルギーを把握して調整しよう	適正な体重を維持するために，1 日に必要な食事のエネルギー量を知っておくことが必要.
2. 食事を楽しもう，でも少なめを心がけよう	ゆっくりと時間をかけて食事をとる.
3. お皿に大盛りはやめよう	食べすぎを防ぐために，お皿やボウル，コップは小さめのサイズのものを使い，食事の前に料理の盛り付けを工夫する.
4. もっと摂取するべき食品が何か知ろう	野菜，果物，精製していない穀物，低脂肪牛乳や乳製品を十分にとる.
5. 食事の半分を野菜と果物にしよう	皿にトマト，イモ類，ブロッコリといった赤色やオレンジ色，緑色の緑黄色野菜や果物を添える.
6. 乳製品は無脂肪か低脂肪（1%）のものを選ぼう	
7. 主食の半分は全粒穀物にしよう	精製された小麦粉や白米をとる代りに，全粒粉や精白されていない玄米を増やす.
8. 食べる頻度を減らすべき食品を知ろう	飽和脂肪酸，糖分，塩分が多く含まれる食品を減らす. これらはソーセージやベーコン，ホットドッグといった肉類，ケーキやクッキー，アイスクリーム，キャンディーなどのお菓子，甘い清涼飲料，スナック類やピザなどの加工食品に多く含まれます.
9. 食品に含まれる食塩の量を比較しよう	スープ，パン，冷凍食品などの加工食品は，栄養表示を見て塩分（ナトリウム）量の少ないものを選ぶ
10. 清涼飲料水の代わりに水を飲もう	飲料水か糖分を加えていない飲料を選ぶ.

（資料：米国農務省　2011 年 6 月 2 日発表）

資料 16　持続可能な開発目標(SDGs)と今後の食環境づくりに向けた国際動向

SDGs の達成には栄養改善の取組が不可欠

● 持続可能な開発目標 (SDGs) とは，ミレニアム開発目標 (MDGs) の後継として，2015 年 9 月の国連サミットで採択された 2030 年までの国際目標であり，「誰一人取り残さない」持続可能で多様性と包摂性のある社会の実現に向けて，17 の目標を設定.

● MDGs は国連や政府が取組主体であったのに対し，SDGs は民間企業など非常に多くのパートナーシップを必要とし，その目標の範囲も拡充.

● 栄養改善の取組は，栄養や健康の課題を対象とする，目標 2 「飢餓をゼロに」，目標 3 「すべての人に健康と福祉を」をはじめ，全ての目標の達成に寄与し得る.

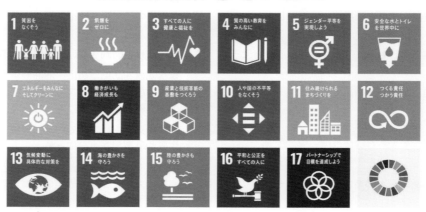

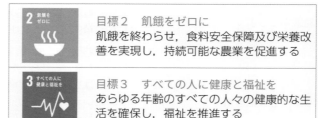

● 栄養課題への取組は，あらゆる年齢 (全ライフコース) の人々の栄養状態を改善・維持し，健康増進に繋がるだけでなく，教育や勤労等の様々な社会活動を支え，社会全体の発展にも寄与.

● SDGs の達成にはあらゆる形態の栄養不良への取組が不可欠.

（資料：厚生労働省「食環境を取り巻く社会情勢」より作成）

引用・
参考文献

- エイジング総合研究センター「高齢社会基礎資料年鑑 1998」（99 年版）中央法規（1998）
- 逸見幾代・佐藤香苗編「マスター栄養教育論」建帛社
- 永井昌夫「QOL について考える」総合リハビリテーション，124（1984）
- 永田久紀・浅野弘明「医学・公衆衛生学のための統計学入門」南江堂（1988）
- 永野君子他「アクティブ栄養指導論」医歯薬出版（1997）
- 奥田義博・城田知子他「栄養指導論」朝倉書店（1991）
- 岡崎光子編「栄養指導論」南江堂（1995）
- 岡村一成編著「心理学—行動の科学—」東京教学社（2006）
- 学校給食実施基準の一部改正について（通知）」，文部科学省初等中等教育局長（30 文科初第 643 号），（2018）
- 鎌原雅彦 他「やさしい教育心理学〔改訂版〕」有斐閣（2008）
- 乾賢・志村剛「味覚嫌悪学習に伴う嗜好性および摂取行動変化の神経機構」大阪大学大学院人間科学研究科紀要（2008）
- 管理栄養士国家試験教科研究会編「管理栄養士受験講座栄養教育論」第一出版（2007）
- 管理栄養士国家試験教科研究会編「栄養指導論」第一出版（1999）
- 丸山千寿子 他編「健康・栄養科学シリーズ栄養教育論改訂第 2 版」南江堂（2010）
- 岸田典子 他「ウエルネス栄養教育・栄養指導論」医歯薬出版（2003）
- 紀文食品「紀文家庭のお惣菜調査 99」食の科学（1999）
- 吉田弘子「米国ハワイ州で実施されている Food & Fun プログラムの紹介」栄養学雑誌 (2012)
- 久野能弘「行動療法用語案内」こころの科学（2001）
- 橋本都 他「新しい教育課程と学習活動の実態家庭」東洋館出版（1999）
- 隅倉治子 他「Exercise 栄養指導」南江堂（1995）
- 経済企画庁編「国民生活白書」（平成 10 年版）大蔵省印刷局（1998）
- 健康・栄養情報研究会編「厚生労働省平成 15 年国民健康・栄養調査報告」第一出版（2006）
- 原岡一馬「態度変容の心理学」金子書房（1970）
- 原正俊「健康日本 21 "栄養・食生活の展開" について」栄養学雑誌（2000）
- 古城和子 他「生活に生かす心理学—体験と自己発見—」ナカニシヤ出版（1999）
- 五島孜郎 他「食生活論」理工学社（1995）
- 高橋正郎 監修「フードシステム学全集第 2 巻食生活とフードシステム」農林統計協会（2001）
- 細谷憲政 編「食生活論」第一出版（2004）
- 坂本元子「栄養指導・栄養教育」第一出版（2005）
- 坂本元子・丹後俊郎「栄養情報の統計解析」朝倉書房（1987）
- 三浦文夫 編「図説高齢者白書 1999」全国社会福祉協議会（1999）
- 山口和子・城田知子 他「食教育」医歯薬出版（1984）
- 山口和子 他「改訂栄養学各論」樹村房（1996）
- 山田富美雄 編「医療の行動科学医療行動科学の基本概念」北大路書房（1997）
- 山本 茂 他「日本人の食事摂取基準（2005 年版）の活用—特定給食施設における食事計画編」第一出版（2005）
- 市原清志「バイオサイエンスの統計学」南江堂（1996）
- 酒井映子 他「新しい栄養指導演習」医歯薬出版（1999）
- 宗像恒次「最新行動科学からみた健康と病気」メヂカルフレンド社（1996）
- 宗像恒次「保健行動の実行を支える諸条件」看護技術，2914（1867）

- 春木敏 編「栄養教育論」医歯薬出版（2006）
- 小松啓子・大谷貴美子 編「栄養科学シリーズ NEXT 栄養カウンセリング論」講談社
- 小澤利男 編著「高齢者の生活機能評価ガイド」医歯薬出版（1999）
- 松田覚 編「食 UptoDate 食と健康「食の安全」食と環境」金芳堂（2005）
- 松本千明「医療・保健スタッフのための健康行動理論の基礎」医歯薬出版（2002）
- 松本千明「健康行動理論実践論」医歯薬出版（2002）
- 城田知子 他「久山町住民の栄養摂取―食物消費構造の 30 年間の変化―」中村学園研究紀要（1999）
- 食品流通情報センター「食生活データ総合統計年報 98 ～ 99」食品流通情報センター（1998）
- 信友浩一・萩原明人 共訳「ヘルス・コミュニケーションこれからの医療者の必須技術」九州大学出版会（1998）
- 森本兼曩 編「ライフスタイルと健康」医学書院（1991）
- 杉山尚子 他「行動分析学入門」産業図書（2005）
- 杉本恵子「加工食品を事指導に利用するには」食生活 92 (11), 90-95（1998）
- 瀬在泉「動機づけ面接法」http://www.jahbs.info/TB2017/TB2017%201-6-1.pdf
- 西沢良記「生活習慣病―骨粗鬆症」きょうの健康（1998）
- 青木治・中村英二 他「矯正職員のための動機づけ面接」公益財団法人矯正協会（2017）
- 石井均他「栄養士のためのカウンセリング論」建帛社（2002）
- 赤松利恵「行動科学に基づいた栄養教育」栄養学雑誌（2002）
- 赤尾綾子 他「糖尿病セルフケアに関する自己効力感尺度作成の試み」（2011）
- 倉田侃司 他「教育の基礎」ミネルヴァ書房（1992）
- 足達淑子「肥満に対する行動療法の効果とその予測因子行動療法研究」（1989）
- 足達淑子 他「ライフスタイル療法 I 第 3 版」医歯薬出版（2008）
- 足達淑子 編「栄養指導のための行動療法入門」医歯薬出版（1998）
- 村田光範「小児期からの成人予防について」公衆栄養 60（1996）
- 大国真彦「子どもの環境と小児成人病」学校給食 45（1994）
- 大里進子・城田知子 他「演習栄養教育第 6 版〔補訂〕」医歯薬出版（2010）
- 大里進子・城田知子 他「ライフステージ実習栄養学 健康づくりのための栄養と食事第 3 版」医歯薬出版（2007）
- 第一学習社 編「2006 生活ハンドブック資料＆成分表」（2006）
- 池田小夜子 他「サクセス 管理栄養士講座栄養教育論」第一出版（2011）
- 中村丁次「健康づくり指導者養成テキスト」東京都健康づくり推進センター（1999）
- 中村丁次・吉池信男・杉山みち子「生活習慣病予防と高齢者ケアのための栄養指導マニュアル」日本栄養士会監修，第一出版（2003）
- 中村裕美子 他「標準保健師講座・2 地域看護技術」医学書院（2005）
- 中島義明 他「心理学辞典」有斐閣（1999）
- 中島義明 編「食べる―食行動の心理学」朝倉書店（1996）
- 中島澄男「乳幼児の栄養と食生活指導」第一出版（1996）
- 田中平三 編「新・健康管理概論」医歯薬出版（1996）
- 東正「子どもは変わる」川島書店（1985）
- 藤沢良知「子どもの食育を考える」第一出版（1997）
- 藤沢良知 監修「キーワード栄養指導」朝倉書店（1996）
- 藤沢良知 編著「栄養・健康データハンドブック 2014 ／ 2015」同文書院（2014）
- 藤田拓男「骨粗鬆症―生活からの予防―」第一出版（1989）
- 日本肥満学会肥満症診療の手引き編集委員会編「肥満症―診断・治療・指導の手引き―」医歯薬出版（1993）
- 日本肥満学会肥満症診療の手引き編集委員会編「肥満・肥満症の指導マニュアル」医歯薬出版（1997）

- 日本婦人団体連合会編「婦人白書」ほるぷ出版（1999）
- 畑栄一 他「行動科学―健康づくりのための理論と応用」南江堂（2003）
- 武田英二「臨床病態栄養学」文光堂（2004）
- 福田靖子 編「食生活論」朝倉書店（1999）
- 平成19年厚生労働省国民健康・栄養調査報告「国民健康・栄養の現状」第一出版（2010）
- 豊川裕之・川端晶子 編「臨床調理学」建帛社（1997）
- 豊川裕之 編「食生活をめぐる諸問題」放送大学教育振興会（2000）
- 堀成美「服薬の行動科学」看護学雑誌（1998）
- 茂木専枝・齋藤禮子 編「栄養教育論―栄養の指導―」学建書院（2003）
- 矢野眞和「生活時間の社会学」東京大学出版会（1995）
- 柳川洋他 編「公衆衛生マニュアル2000」南山堂（2000）
- 緑川英子 他「バイテル栄養指導論」医歯薬出版（1997）
- （財）矢野恒太郎記念会編「日本国勢図会」国勢社（1999）
- （独）国立健康・栄養研究所監修，編集田中平三・坂本元子編「食生活指針」第一出版（2002）
- 「クオリティ・オブ・ライフと保健医療」日本保健医療行動科学会年報3（1988）
- 「学校保健法等の一部を改正する法律（新旧対照表）」文部科学省（2009.3.31）学校給食法（昭和29年法律第160号）〔第2条関係〕
- 「健康づくりのための身体活動基準・指針2013の概要」日本栄養士会雑誌，第56巻第3号
- 「健康問題とセルフケア／ソーシャルサポートネットワーク」日本保健医療行動科学会年報4，メヂカルフレンド社（1989）
- 「新しい肥満の判定と肥満症の診断基準」日本肥満学会肥満症診断基準検討委員会（2000）
- 「標準的な健診・保健指導プログラム（確定版）標準的な質問票」厚生労働省（2007）
- 「保健指導における学習教材集（確定版）」国立保健医療科学院ホームページ（2011）
- A. カッツ著・足達淑子訳「後悔せずに食べる本」二瓶社（1994）
- A. バンデューラ編・本明寛ほか監訳「激動社会の中の自己効力」金子書房（1997）
- A.S. ベラック他編・山上敏子監訳「行動療法事典」岩崎学術出版社（1987）
- B.S. Wallston, K.A. Wallston, G.D. Kaplan and S.A. Maides: Development and Vali-dation of the Health Locus of Control (HLC) Scale: Journal of theConsulting Clini-cal Psychologist, 44. 580585, 1976.
- E.M. ロジャース著・青池愼一他訳「イノベーション普及学」産能大学出版部（1990）
- Glanz K, Rimer BK, Lewis FM (eds): Health behavior and health education:theory, research, and practice. (3rd ed), San Francisco, CA : Jossey-Bass, 2002.
- J.B. Rotter. Generalized Expectancies for Internal versus External Control of Rein-forcement Psychological Monographs, 80: 128, 1996.
- J.O. プロチャスカ他著・津田彰他訳「心理療法の諸システム〔第6版〕多理論統合的分析」金子書房（2010）
- K. グランツ他著・曽根智史他訳「健康行動と健康教育―理論，研究，実践」医学書院
- L.W. グリーン他著・神馬征峰訳「実践ヘルスプロモーション」医学書院（2005）
- M.G. ロス著・岡村重夫訳「コミュニティ・オーガニゼーション―理論・原則と実際―〔改訂増補〕」全国社会福祉協議会（1968）
- NHK放送文化研究所「国民生活時間調査」（1991）
- W.R. ミラー・S. ロルニック『動機づけ面接〈第3版〉上』星和書店(2019)
- 厚生省「厚生白書（平成11年版）」ぎょうせい（1999）
- 厚生省大臣統計情報部編「厚生統計要覧」（平成10年版）厚生統計協会（1999）
- 厚生統計協会編「国民衛生の動向」厚生統計協会（1999）
- 厚生労働省「健康づくりのための身体活動基準・身体活動指針」（2013）

● 厚生労働省「健康づくりのための食環境整備に関する検討会報告書」（2004）
● 厚生労働省「健康日本 21（第二次）」（2013）
● 厚生労働省「平成 25 年国民生活基礎調査の概況」統計情報部社会統計課（2014）
● 厚生労働省「統合医療」に係る情報発信等推進事業『「統合医療」情報発信サイト』
● 厚生労働省「平成 21 年国民生活基礎調査の概況」統計情報部社会統計課（2010）
● 厚生労働省情報局編「平成 13 年国民生活基礎調査第 1 巻」厚生統計協会（2003）
● 厚生労働統計協会編「国民衛星の動向（2023/2024）」厚生統計協会
● 総務省統計局編「平成 16 年度家計調査年報」厚生統計協会（2005）
● 総務庁統計局編「日本の統計 1999」大蔵省印刷局（1999）
● 総務庁統計局編「平成 10 年家計調査年報」大蔵省印刷局（1999）
● 総務庁統計局編「平成 3 年社会生活基本調査報告」大蔵省印刷局（1993）
● 内閣府国民生活局「平成 14 年内閣府委託調査ソーシャルキャピタル：豊かな人間関係と市民活動の好循環を求めて」（2002 年）
● 農林水産省「世界の食料自給率」食料安全保証課（2007）
● 農林水産省総合食料局食料企画課「我が国の食料自給率とその向上に向けて―食料自給率レポート―」（2006）
● 文部科学省告示「学校給食の平均栄養所要量の基準」（2003）
● 文部省「学校給食指導の手引き」（1992）
● 文部省「指導計画の作成と学習指導」東洋館出版（1997）
● 日本栄養士会編「2019 年度版管理栄養士・栄養士必携 - データ・資料集 - 」第一出版（2019）
● 日本栄養士会編「管理栄養士・栄養士への道 2006 年版」（2006）
● 日本高血圧学会「高血圧治療ガイドライン」（2009）
● 日本在宅栄養管理学会編：訪問栄養食事指導実践テキストブック（2021）
● 日本地域福祉学会「地域福祉事典」中央法規（1997）
● 内閣府編「高齢者白書（平成 17 年版）」ぎょうせい（2005）
● 福岡市ホームページ「福岡市栄養成分表示の店を活用しましょう」（2011.4.8 更新）
● 東京都健康長寿医療センター研究所「ソーシャルキャピタル：人や社会とのつながりが健康に与えるインパクト」老人研 NEWSNo.239（2010）
● 東京都福祉保健局栄養成分表示推進協議会編「外食料理栄養成分表示ガイドブック」（2005）
● 日本家政学会 編「日本人の生活」建帛社（1998）
● 尾島俊之「平成 26 年度 保健師中央会議戦略的な健康づくり施策のすすめ」厚生労働省 HP
● FAO and WHO「Sustainable healthy diets – Guiding principles」（2019）（国立健康・栄養研究所による日本語版）
● 農林水産省「環境の視点を入れたフードガイド策定に向けた検討報告書」（2022）
● 農林水産省「令和 4 年度 食育白書」（2022）

注：中央省庁再編（ 2001 年 1 月 1 日）に伴い厚生省は厚生労働省，文部省は文部科学省，経済企画庁は内閣府，総務庁は総務省にそれぞれ省庁名が変更されている．

索 引

イラスト 栄養教育・栄養指導論 ── 第6版 ──　　ISBN 978-4-8082-6092-7

2004 年　3 月　1 日　初版発行	著者代表 Ⓒ 城　田　知　子
2007 年　9 月 25 日　2 版発行	
2012 年　4 月　1 日　3 版発行	発 行 者　鳥　飼　正　樹
2015 年　4 月　1 日　4 版発行	
2019 年　9 月　1 日　5 版発行	印　　刷
2024 年　4 月　1 日　6 版発行	製　　本　三美印刷株式会社

発行所　株式会社 東京教学社

郵 便 番 号　112-0002
住　　　所　東京都文京区小石川 3-10-5
電　　　話　03（3868）2405
Ｆ Ａ Ｘ　03（3868）0673
http://www.tokyokyogakusha.com